MeirongWenshi Jishu
美容文饰技术

武 燕 ◎著

东南大学出版社
SOUTHEAST UNIVERSITY PRESS
·南京·

图书在版编目(CIP)数据

美容文饰技术 / 武燕著. — 南京：东南大学出版社，2025.4. — ISBN 978-7-5766-2097-9

Ⅰ. R625

中国国家版本馆 CIP 数据核字第 2025K8M060 号

责任编辑：胡中正　责任校对：张万莹　封面设计：毕　真　责任印制：周荣虎

美容文饰技术

著　　者	武　燕
出版发行	东南大学出版社
出 版 人	白云飞
社　　址	南京市四牌楼 2 号　邮编：210096　电话：025 - 83793330
网　　址	http://www.seupress.com
电子邮件	press@seupress.com
经　　销	全国各地新华书店
印　　刷	广东虎彩云印刷有限公司
开　　本	700 mm×1000 mm　1/16
印　　张	8.75
字　　数	150 千字
版　　次	2025 年 4 月第 1 版
印　　次	2025 年 4 月第 1 次印刷
书　　号	ISBN 978-7-5766-2097-9
定　　价	35.00 元

(本社图书若有印装质量问题，请直接与营销部联系。电话：025 - 83791830)

前 言

美容文饰技术是美容技术的重要组成部分。随着美容行业的发展，美容文饰技术现已发展创新成为集容貌美学、艺术创作为一体并实施于眉、眼、唇及身体某些部位后重塑出新的色彩、形态的微创性皮肤着色术，可增加局部美感和整体和谐之美。随着人们生活水平的提升，美容文饰技术的市场需求不断扩大，美容文饰从业者也愈来愈多。美容文饰技术已成为美容行业从业者所必须掌握的专业技能。本书内容分为上、中、下三篇。上篇为基础理论知识，主要围绕眉、眼、唇美容文饰有关的美学设计、文饰器械、应用解剖、适应证、禁忌证、注意事项、不良反应及其预防和处理等问题进行了论述和介绍。中篇为操作技法基本功训练，主要将美容文饰操作技术系统化分解成具体技能实训项目，遵循由易到难、循序渐进的原则组织内容，设计简便易行的训练方法，让读者能够开展操作技能训练。下篇为美容文饰技术服务，主要设计了服务流程、方法及术后护理，注重将职业态度、创新能力、学习能力、质量意识、规范意识、安全意识融入服务过程，助力学习者长期职业生涯的发展。美容文饰技术是美容领域的新兴学科，由于时间仓促，相关知识的积累尚有不完善之处，希望从事美容文饰技术的从业者多提宝贵意见，以利于本书的进一步修订和完善。本专著的编写及出版得到了"安徽省教育厅高校中青年教师培养行动"项目中武燕学科（专业）带头人培育项目（项目编号：xkdtZD2023069）的资助，特此感谢！

著者

2024 年 5 月

目 录

上篇 基础理论知识

第一章 美容文饰技术概述 ········· 002
第一节 美容文饰技术的概念及原理 ········· 002
第二节 美容文饰技术操作的基本要求 ········· 003
第三节 美容文饰技术的用具 ········· 005

第二章 美容文饰技术的美学设计 ········· 012
第一节 容貌美学 ········· 012
第二节 美容文饰技术的设计 ········· 019

第三章 美容文饰技术的无菌操作与消毒灭菌 ········· 024
第一节 美容文饰技术的无菌操作 ········· 024
第二节 美容文饰技术的消毒灭菌 ········· 027

第四章 美容文饰麻醉技术 ········· 031
第一节 麻醉的概念 ········· 031
第二节 美容文饰技术中的麻醉 ········· 031

第五章 美容文饰术的不良反应及预防 ········· 037
第一节 眉部文饰术的不良反应及预防 ········· 037
第二节 眼部文饰术的不良反应及预防 ········· 040
第三节 唇部文饰术的不良反应及预防 ········· 042

中篇　操作技法基本功训练

第六章　眉部美容文饰基本功训练 ……………………………… 048
　　第一节　眉形设计绘画技法 ……………………………… 048
　　第二节　眉部文饰基础线条绘画技法 ……………………………… 055
　　第三节　眉部文饰基础眉线条排列技法 ……………………………… 058
　　第四节　眉部文饰野生眉线条绘画技法 ……………………………… 064
　　第五节　眉部文饰雾妆眉绘画技法 ……………………………… 069
　　第六节　眉部线条文饰技术划刺技法 ……………………………… 075
　　第七节　手工文饰笔文饰基础线条眉在练习皮上的训练 …… 080
　　第八节　电动文饰仪文饰野生眉在练习皮上的训练 ………… 082
　　第九节　手工笔点刺雾妆眉在练习皮上的训练 …………………… 084

第七章　眼部美容文饰基本功训练 ……………………………… 088
　　第一节　美睫线及美瞳线设计绘图技法 ……………………………… 088
　　第二节　美瞳线文饰技术在练习模块上的训练 …………………… 092

第八章　唇部美容文饰基本功训练 ……………………………… 095
　　第一节　唇形设计绘图技法 ……………………………… 095
　　第二节　唇部文饰技术在练习模块上的训练 …………………… 098

下篇　美容文饰技术服务

第九章　雾妆眉文饰服务流程、方法及术后护理 ……………… 102

第十章　线条眉文饰服务流程、方法及术后护理 ……………… 110

第十一章　美瞳线文饰服务流程、方法及术后护理 …………… 116

第十二章　唇部文饰服务流程、方法及术后护理 ……………… 121

附录 ……………………………………………………………………… 126

参考文献 ………………………………………………………………… 134

上篇

基础理论知识

第一章
美容文饰技术概述

第一节
美容文饰技术的概念及原理

一、美容文饰技术的概念

美容文饰技术是指美容文饰从业者以人体美学原则为指导，通过文饰微创技术将色料植入人体皮肤浅层，从而起到修饰美化人体作用的一项涉及侵入性操作行为和人体美学的美容修饰技术。

美容文饰技术现已发展创新成为集现代医学技术、容貌美学、艺术创作为一体，并实施于眉、眼、唇及身体其他部位后重塑出新的色彩、形态的创伤（微创）性皮肤着色术。美容文饰技术多属于美容修饰性，可增加局部美感与整体和谐之美。

二、美容文饰技术的分类

美容文饰技术是严谨性、艺术性和实践性的完美结合。

美容文饰技术一般分为：文眉、文美瞳线、文唇（文唇线或唇面）、其他（文身、文乳晕、瘢痕修饰）等。

三、美容文饰技术的原理

现代美容文饰技术主要指的是文眉、文美瞳线、文唇及小型文身等，其原理是用文饰器械刺伤皮肤或黏膜，将特殊色料植染于人体皮肤组织内，形成长期褪色的新眉型、美瞳线、唇形及唇色。其在本质上是一种皮肤、黏膜着色术，是一项半永久性的美容技术。其根本目的是在原有的眉、眼、唇的基础上，利用现代美容手段掩饰瑕疵、弥补缺陷、扬长避短、修饰美化，创造出更理想的眉、眼、唇的形态及色泽，以达到增强局部和整体容貌之美。

从本质上说，美容文饰技术是在人体上进行的一项带有微创性质的操作技术，其侵入性和损伤性符合医学美容范畴。因此，美容文饰技术的实施必须遵循人体安全的原则，在做到对人体组织无病理损害和不良反应的基础上达到美化、修饰容貌的效果。

第二节 美容文饰技术操作的基本要求

一、美容文饰技术操作对环境的要求

1. 配有独立的文饰操作间，要求干净、整洁、通风，配备紫外线消毒灯和臭氧消毒机。
2. 配有洗手池、冷热水、肥皂及纸巾等。
3. 有分类垃圾箱。
4. 配有相应的急救设备。
5. 配有一次性手套、工作服、工作鞋、口罩、帽子等便于无菌操作的设备。

二、美容文饰技术操作对用具的要求

（一）对文饰机的要求

1. 文饰机应设有多挡位转速，以适应不同速度的文饰，慢速适合文眉，文眼线及文唇则需要快速，所以应设有不同转速。
2. 文饰机针帽应符合负压原理，有储存色料的功能，可以达到类似

钢笔的效果。

3. 文饰机运转中上下伸缩距离应在 2.7~3 mm，针尖在运转过程中外露 2.2~2.5 mm，以保证针上色时不走空针。

4. 文饰机嘴头可调节针尖外露的长度（嘴头可通过螺栓进行调节）。

5. 文饰机应具有牢固的锁针装置，以避免在文饰过程中飞针。

6. 文饰机应配有单针、圆针、排针等多种型号的文饰针及针帽，实现一机多用。

（二）对文饰针的要求

1. 无菌独立包装。

2. 针尖锋利。

3. 单针针体直径应在 0.3~0.4 mm，否则文刺时会增加疼痛感。

4. 圆形或矩形排针的针缝间距恰当，夹带色料充足，不易走空针。

5. 圆形或矩形排针的针尖应在同一平面上，避免文饰操作深浅不一。

6. 圆形或矩形排针连接点的锡焊点离针尖应在 1~1.5 cm。

（三）对文饰手工笔的要求

1. 笔头切割部应具有弹性。

2. 螺栓部分应锁得紧、打得开，操作方便。

3. 文饰针片应无菌独立包装。

4. 文饰针片应排列整齐、针尖锋利，针片要求有弹性，针体细，形成的弧度应在一条线上。

第三节 美容文饰技术的用具

一、美容文饰技术操作的必备用品

（一）文饰工具

电动文饰仪、文饰针、色料杯、手工文饰笔、文饰针片等。

（二）消毒用品

无菌手套、无菌镊、弯盘、无菌棉签、无菌棉球、无菌纱布片、无菌铺巾、2％碘附、75％乙醇、0.1％苯扎溴铵（新洁尔灭）等。

（三）文饰药品

5％利多卡因乳膏、抗生素滴眼液、抗生素眼膏等。

（四）设计用品类

眉笔、眉剪、修眉刀、唇线笔、眼线笔、文饰定位笔、转印油等。

（五）文饰色料

文饰色乳、文饰色膏等。

（六）文饰设备类

美容床、操作推车、照明设备等。

二、美容文饰仪

美容文饰仪是文饰技术操作中的主要工具之一（图1-1），它的质量与性能直接影响着文饰技术水平的发挥,因此选用的仪器应符合国家相关器械标准。具体内容参照文饰仪器标准,其基本要求必须达到噪声小、速度快、无抖动,平稳耐用,有调速装置,锁针装置要牢固,耐磨损。针尖应牢固、安全,插针、取针容易;针头独立包装,塑封,要求一人一针一杯一帽,保证无菌;机器可360°调整,可长时间使用。开启控制方便,重心稳定。推荐配合半永久全抛一体机针(图1-2)使用。

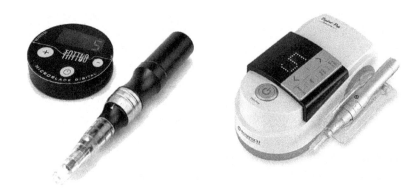

图1-1 电动文饰仪

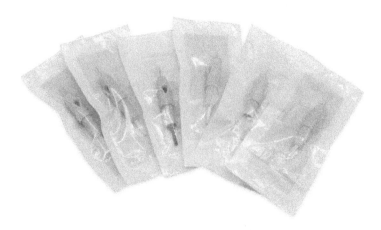

图1-2 电动文饰仪全抛一体机针

(一)美容文饰仪的工作原理

在购进一台新的文饰机时,首先要认真阅读使用说明书,了解机器的性能、特点、操作要求及保养注意事项。按照说明书要求对机器进行检查，试查机器各部功能是否正常，并做到熟练掌握机器的操作方法。在此基础上，方可进行美容文饰技术操作。

文饰仪是一种小型的电动仪器，其外形如同粗大的圆珠笔，并配有稳压电源，机身内有微型电动机，其转轴上的连杆与卡针具相连，并带动其转动。使用时，安装文饰仪机针，并调整出针长度，从而控制刺入皮肤的深度。当电路接通后，将转速调到所需挡位，打开开关，文饰仪机针被电动机带动而高速旋转，垂直刺破皮肤的表皮及真皮浅层，并将特定的色料文刺到皮肤的表皮和真皮浅层的组织内而留下持久的颜色。一般文饰仪刺入皮肤的深度应在 0.5～0.7 mm，不应超过 1 mm。

三、手工文饰笔

手工文饰笔由笔杆、螺纹旋扣与笔头针组成。文饰笔应符合国家卫生要求，螺纹旋扣固定牢固、安全，笔杆轻巧，符合人体力学原理。

（一）"十"字口手工文饰笔

"十"字口手工文饰笔是手工文饰划刺操作的工具，笔头卡口为"十"字形，用于固定划刺排针（图1-3）。

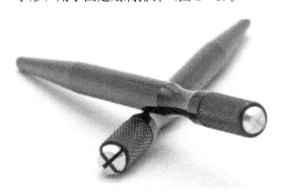
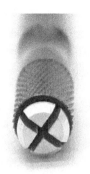

图1-3　"十"字口手工文饰笔

（二）圆口手工文饰笔

圆口手工文饰笔是眉部手工文饰点刺操作的工具，其结构与"十"字口手工文饰笔相似，只是笔头有差异，圆口手工文饰笔的笔头的"十"字中央有圆孔，用于固定点刺针（图1-4）。

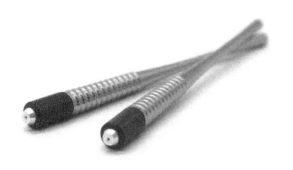
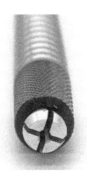

图1-4　圆口手工文饰笔

四、手工文饰针

(一) 划刺排针

划刺排针针体为不锈钢材质，针尖锐利，由数枚钢针平行排列固定而成，针尖排列成弧形或直线形（图1-5），有排12针、排14针、排16针、排18针等多种型号可供选择，无菌独立包装。

使用时，将其固定于"十"字口手工文饰笔的"十"字口内，使针体与手工文饰笔成斜角，针体的角度及露出的长度视使用者习惯而定（图1-6）。

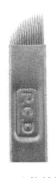
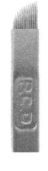
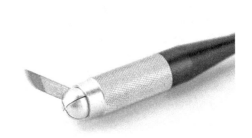

图1-5　文饰针片图　　　　　图1-6　文饰针片的固定

(二)点刺针

针体为不锈钢材质,针尖锐利,由数枚钢针束成圆形,针尖排列在一个平面上,有圆3针、圆7针、圆9针、圆17针等多种型号可供选择,无菌独立包装。使用时,固定于圆口手工文饰笔的圆形卡扣内,针体露出的长度视使用者习惯而定(图1-7)。

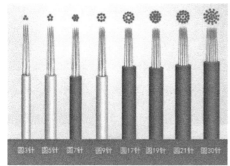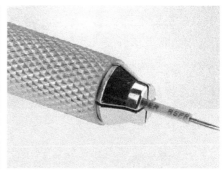

图1-7 点刺针及安装方法

五、美容文饰色料

(一)基本要求

美容文饰色料应符合国家卫生要求,严禁使用工业色料。色料选用的基本要求:必须采用专用的、不含重金属的色料,经无菌处理后对身体无毒、无害、无副作用,不致畸、不致癌,经相关部门检验合格后(应有检验报告)方可应用。安全色料应具有以下特征:浓度适中,颜色纯正,色泽稳定,浸透力强。永久色料要求附着性好、不脱色、不扩散;半永久色料要求褪色曲线稳定、不变色,无须多次补色,文饰后效果自然逼真。

(二)色料的选择

文饰色料有黑色、深浅棕色、灰色、红色等系列色料,有膏状、乳状、液状等多种质地，使用时可按具体情况选择色料和临时配色。不同品牌的色料相同颜色也会有色差，搭配使用时要谨慎。常规配备褪色液，以修正色料着色过度。色料使用前应用力摇匀，以利于均匀着色。

(三) 色料在皮肤内的着色变化

1. 化学类色料　在皮肤内是动态的，大部分化学色料会向深层渗透。也就是文饰的时间越长，渗透越深，但其后期容易发生变色及晕色，多用于永久性文饰。

2. 非化学色料　在皮肤内是静态的，文饰于皮肤的真皮浅层，色料颗粒在皮肤内会被人体的免疫细胞所包围并逐步吞噬，不发生渗透和扩散，着色效果相对稳定，并会随着时间的推移而逐步消失，多用于半永久性文饰。

六、美容文饰技术练习用品

美容文饰技师必须经过大量的练习，才能掌握美容文饰技术。在练习过程中，初学者可以选择和人的皮肤质地接近的硅胶练习用品。

眉部文饰技术的练习可以用文饰练习平面皮（图1-8），美瞳线文饰练习及唇部文饰练习可以用"3D"眉、眼及唇部硅胶练习皮（图1-9），综合技术练习可以使用"3D"文饰脸部立体练习皮（图1-10）或硅胶立体人头（图1-11）。

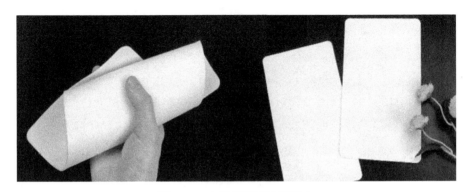

图1-8　文饰练习硅胶平面皮

  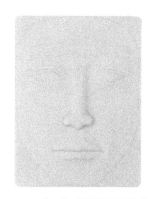

图 1-9　"3D"眉、眼及唇部硅胶练习皮　　图 1-10　"3D"文饰脸部立体练习皮

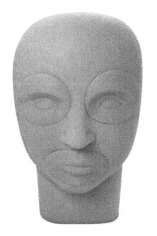 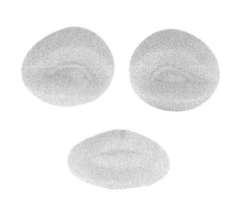

图 1-11　硅胶立体人头

第二章
美容文饰技术的美学设计

第一节
容貌美学

容貌又称相貌、面貌、容颜,是指人的头面部及五官的轮廓、形态、质感及其神态和气色。头面部居于人体之首,是人体最袒露,也是最引人瞩目的部位;容面五官是展示人的心灵、情感及个性的窗口。

容貌集中突出地反映了人体美的所有形式和内容,诸如对称、比例、曲线、和谐、个性等。因此,容貌必然成为人体审美的主要目标。

一、容貌美的基本特征

(一)容貌的对称美

对称是指一个整体各部分之间布局相称和相适应,对称是容貌美的重要形态标志之一。人类的容貌以鼻梁中线为轴,处处体现了对称美的原则,诸如,眉、眼、唇、耳等部位都是对称的。

容貌的对称美不仅体现在静态结构的对称上,同时也包含动态的协调一致:双眉的舒展、扬起,双睑的启闭,两侧眼球的运动,口唇的开合,以及表情神态都包蕴着对称美的内涵。

但容貌的对称,是相对的,实际上人的面部只是基本对称。倘若人工依葫芦画瓢地造出一张完全对称的脸,反而可能看起来呆板且毫无生气。

(二)容貌的比例美

美的容貌的基本结构特征之一,是面部的局部与局部、局部与整体之间具有一定的比例关系,符合比例美的原则,从而达到容貌的和谐性、严整性和完善性。

关于容貌美的比例研究由来已久。我国古代有关于"三停五眼"的记载。近代,西方学者迈克·康宁对面部进行数学分析,提出了"容貌美方程式",发现在容貌比例关系中如果差异大于5%即可影响面部的魅力,如果差异超过10%,则面部的魅力大大降低。

(三) 容貌的曲线美

曲线具有变化、流动、多样、统一的美学特征,能给人愉悦的视觉体验,对女性的面部有很强的修饰效果。

女性容貌处处蕴藏着曲线美的魅力:弯曲的双眉,富于弧度动态感的眼睑,闪动的睫毛,形似飞燕展翅的唇弓,微翘的口角,突出醒目的鼻,面部轮廓结构的高低起伏,丰富多彩的表情变化以及按一定规律组合的各局部柔和、轻巧、优美的协调运动,再辅以美的质感、量感、色彩、立体感等构成了容貌特有的曲线美感。

(四) 容貌的和谐美

和谐即多样统一,是形式美的最高形态。"多样"体现了美在总体上所包含的各部分在形式上的变化和差别。"统一"则体现了各部分在总体美组合关系中的一致性和整体联系的统一性。

人类容貌各部形态结构的美各异,但只有局部之间、局部与整体协调和谐地统一在容貌美的整体格局中,才能体现容貌的美所具有的独特风采和魅力。

(五) 容貌的个性美

受遗传因素和环境因素的影响,人类的容貌存在较大的个体差异,不同种族、性别、年龄、个体之间,面部轮廓结构、五官形态分布、面部肤色、表情、风度和气质各不相同,形成了具有个体特征的容貌,呈现丰富多彩的容貌美感。个性美是容貌美的灵魂。

无论容貌审美观如何变迁,追求单一的容貌模式,都是不可取的。研究容貌美的差异性,提示美容文饰技师在塑造美的容貌时,要避免同一模式和单一的审美格局,应尽量体现个性特征。

二、眉部的容貌美学

(一) 眉的美学意义

眉,在眼的上方,横于上睑与额部交界处,是容貌的重要结构之一。在人的面部,除了灵动的双眸外,最能传神且能表现人的内心和性格特征的就数双眉了。左右对称、浓淡相宜、粗细适中的双眉,对协调、平衡面部各结构之间的关系,显示情感个性、烘托容貌美均具有重要作用和意义。

粗细适中、浓淡相宜、线条优美的双眉可以衬托眼部更具神采,使容貌的视觉感受更加明晰而和谐,为容貌美增添风采。相反,参差不齐的眉毛则会使容貌美感下降。

(二) 眉的美学形态

1. 眉的外表形态

眉横卧于眼眶上缘眉脊处,界于上睑与额部之间,稍稍隆起而富有立体性。眉的内端称眉头,近于直线状;外侧端稍细称眉梢;眉头与眉梢之间为眉身(眉腰),略呈弧线状;弧线的最高点称为眉峰。双眉的位置、形态、长短、眉毛色泽应相互对称并与颜面各部位协调一致(图2-1)。

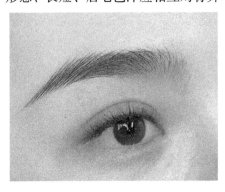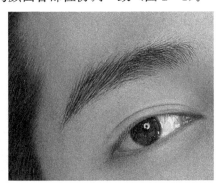

图 2-1 眉的外部形态

2. 眉的美学位置

眉的位置因人而略有差异,标准眉的美学位置应该如下(图2-2):

（1）眉头：位于内眦角正上方或略偏内侧，在鼻翼边缘与内眦角连线的延长线上。两眉头间距约等于一个睑裂长度。

（2）眉峰：位置应在自眉梢起的眉长中外 1/3 交界处，或在两眼平视前方时鼻翼外侧与瞳孔外侧缘连线的延长线上。

（3）眉梢：稍倾斜向下，其尾端与眉头大致应在同一水平线上，眉梢的尾端在同侧鼻翼与外眦角连线的延长线上。

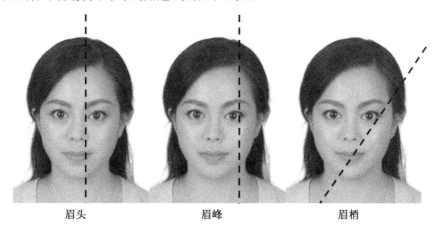

图 2-2　眉的美学位置

3. 眉毛的长势与排列

眉毛属硬质短毛，分上、中、下三层交织相互重叠而成。眉头部分较宽，眉毛斜向外上方；眉梢部分基本一致斜向外下方生长；眉腰部眉毛较密，大体上是上列眉毛向下斜行，中列眉毛向后倾斜，下列眉毛向上倾斜生长。由于眉毛的上述长势和排列，因此眉梢部颜色重于眉头，而眉腰部颜色较深，其上下较淡。整体上看，眉的颜色浓淡相宜，层次有序，更富有立体美感（图 2-3）。

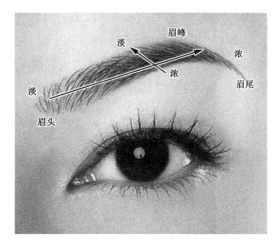

图 2-3　眉毛的长势与排列

4. 理想的眉部形态

理想的标准眉型应该是眉头在眼睛内眦角上方，眉梢位于眼睛外眦角与同侧鼻翼外侧的连线的延长线上，若将眉长分成三等分，眉峰的位置应在自眉梢起的中外 1/3 的交点处。

眉的浓淡相宜，富有立体感，其弯度、粗细、长短、稀疏均得体适中且与其脸型、眼型比例适度和谐方能显出美感。

各种族都具有各自的眉部形态特征，由于受民族、文化、风俗等各种因素的影响，各种族甚至民族的审美标准也不尽相同，而且随着时代的变迁审美的标准也有所改变，因此没有固定明确的标准。

5. 眉部文饰的美学意义

眉部的美容文饰技术在顾客原有眉部形态的基础上，依据眉部的美学要求，为顾客设计与之容貌、气质、年龄、职业等相和谐的眉部形态和质感，将半永久的色料植入眉部皮肤，修饰原有的缺陷与不足，并达到半永久保持的效果。

三、美瞳线的容貌美学

（一）美瞳线的美学意义

睫毛在眼睑缘排列形成的轮廓线称为美瞳线或眼线。人类的上下眼睑缘生长着 2～3 排硬质短毛，即睫毛。睫毛具有遮光、防风、防尘、防水的作用，可以保护角膜及眼球，使人类更好地适应自然环境。

由于人类的睫毛多为棕色或黑色，且弯曲向上排列于眼睑缘，在视觉效果上形成棕色或黑色的眼裂轮廓线，此轮廓线凸显了眼裂的轮廓形态。在眼睑的睁开与闭合的运动过程中，睫毛随之上下运动，增强了眼部的动态美感，配合眼神进行情感的表达和交流，对增强眼部的美感具有重要的意义（图 2-4）。

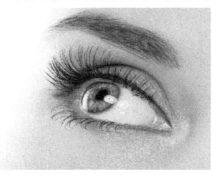

图 2-4 睫毛聚集排列形成的眼裂轮廓线

(二) 美瞳线的美学形态

1. 美瞳线的位置

美瞳线位于上眼睑睫毛根部，其范围不超过睫毛根部覆盖的上眼睑缘（图2-5）。

2. 美瞳线的形态

美瞳线的形态为一条贴合上眼睑缘的弧线，内眼角处为起始端，因内眼角的睫毛较细且排列稀疏，眼睑中部及外眼角的睫毛较粗且浓密，美瞳线在内眼角较纤细，向外逐渐增粗，在眼睑缘中外处最粗。由于外眼角的睫毛弯曲向外上方，美瞳线的最外侧呈现出逐步纤细并向外上方延伸，很好地修饰了眼裂的轮廓形态（图2-6）。

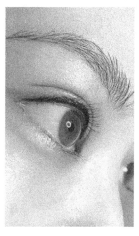

图2-5　美瞳线的位置

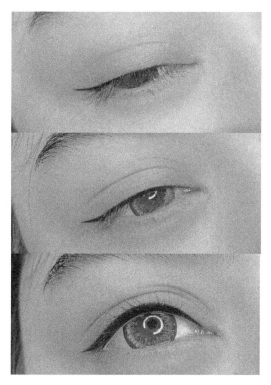

图2-6　美瞳线的形态

3. 美瞳线文饰的美学意义

美瞳线的文饰技术在顾客原有眼裂形态及睫毛生长情况的基础上,依据美瞳线的美学要求,为顾客设计与其眼裂形态、气质相和谐的美瞳线形态和颜色,将半永久的色料植入眼睑缘的皮肤,加强眼裂轮廓形态的视觉效果,增强眼部美感,并达到半永久保持的效果。

四、唇部的容貌美学

(一) 唇的美学意义

唇是面部最具色彩、表情和动感的器官,唇与面部表情肌密切相连的特点,使唇不仅具有说话、进食和辅助吞咽等功能,而且具有高度特征化的表情功能。唇的形态、色泽、结构的完美与否对容貌美的意义十分关键。

唇在容貌美学中的意义首先是色彩美,由于唇部的红唇部位外覆的黏膜非常薄且没有色素,所以能透出血管中血液的颜色,加之该处血运丰富,表现为唇色红润而醒目。娇艳柔美的朱唇尤其是女性风采的特征之一。其次是形态美,上唇皮肤与唇红交界处所呈现的红唇弓,两端交会为口角,随着面部表情动作形态发生变化,表达了喜怒哀乐各种情绪,成为情感表达的焦点,因此唇也别称为"面容魅力点"。

2. 唇的美学形态

(1) 唇线:也称唇缘弓,是唇皮肤部和唇红部交界处呈现出的弓形曲线。上唇唇缘弓的曲线起伏弧度变化大,形成了上唇的唇峰(唇弓峰)和唇谷(唇弓凹)。下唇唇线隆起呈弧形,与上唇对应协调(图2-7)。

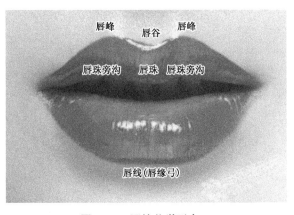

图2-7 唇的美学形态

（2）唇珠：上唇唇缘弓与中央唇谷下前方有一结节状突起，即唇珠。唇珠两侧的红唇欠丰满，形成唇珠旁沟（图2-7）。

3. 理想的唇部形态

唇部唇线清晰，轮廓线清晰，下唇略厚于上唇；唇部的高度、宽度与脸形相适应，与眉、眼、鼻相协调，口角微翘，唇珠突出，立体感强。

4. 唇部文饰的美学意义

唇部的文饰技术在顾客原有唇部形态、色泽的基础上，依据唇部的美学要求，为顾客设计与之脸形、五官、气质等相和谐的唇部形态和色泽，将半永久的色料植入唇部黏膜下，修饰原有唇线和色泽的缺陷与不足，并达到半永久保持的效果。

第二节 美容文饰技术的设计

一、美容文饰技术设计的原则与要求

（一）美容文饰技术设计的原则

美容文饰技术的设计要依据顾客的容貌、肤色、气质、年龄、职业等特点，结合当下的审美时尚，遵循确保健康、增添美丽、安全舒适的原则为顾客设计个性化的文饰操作方案。

（二）美容文饰技术设计的要求

1. 宁浅勿深

美容文饰操作的深度切忌过深，文饰色料植入皮肤过深，色料易向皮肤深层扩散，造成变形、变色、洇色，且难以去除。

2. 宁短勿长

文饰的线条切忌过长，尤其在初次文饰时，文饰线条不可过长，要留有余地，若不满意可以再次补充调整。文饰线条过长往往难以修正。

3. 宁细勿宽

文饰的范围切忌过宽，尤其在初次文饰时，文饰范围要留有余地，若不满意可以再次补充调整。文饰范围过宽往往难以修正。

4. 宁轻勿重

文饰操作手法切忌过重，操作手法用力过重，会造成皮肤创伤较大，恢复时间延长，甚至形成瘢痕。

5. 文饰禁忌

瘢痕体质、过敏体质或精神状态异常者，不宜进行文饰技术操作。文饰部位皮肤局部有感染者应暂缓操作。

6. 文饰配色

文饰色料的配色，应按照顾客的容貌、年龄、肤色、发色、气质等因人而异，按照适当比例进行调配。

二、眉部美容文饰技术的设计原则

1. 位置与自身眉毛互补原则

眉形总体位于面部上庭和中庭的分界处，尽量与顾客原有眉毛相互补，不可偏离顾客原有眉毛太多。

2. 依据脸形设计眉形原则

人的脸形各种各样，设计眉形时，一定要与脸形相适应，才能达到增添容貌美的目的，具体如下：

标准脸形：又称鹅蛋型，搭配标准眉形。

圆脸形：特点是脸短、偏圆、面颊饱满、五官集中，给人感觉圆润、亲切、可爱。眉形宜上扬、略粗，长短适宜，达到拉长面部、舒展五官的视觉效果。

方脸形：特点是面部长宽相近，棱角较明显。眉形宜圆润、上扬，达到拉长面部、缓和棱角的视觉效果。

长方脸形：特点是面部长度有余而宽度不足。眉形宜平缓，达到缩短面部长度的视觉效果。

三角脸形：特点是额部窄、下颏宽大。眉形宜圆润上扬，眉峰靠外侧，达到舒展面上部的视觉效果。

倒三角脸形：特点是额部饱满，下颏宽大窄小，眉形宜平缓圆润，眉峰略微向内，达到收缩额部的视觉效果。

菱形脸形：特点是颧骨突出，额部及下颏窄小，眉形宜上扬，眉峰靠外侧，达到收窄颧骨的视觉效果。

3. 符合顾客气质特征原则

眉形设计要考虑顾客的年龄及性格气质特征，一般对于脸形宽阔、性格开朗者，可酌情设计较宽阔大气的眉形。对于脸形窄小、气质沉静者，可设计出较窄细文静的眉形。

4. 尊重顾客审美观，适度调整原则

要和顾客充分沟通，了解顾客的审美观及个人喜好，可设计出几种眉形方案，反复比较，征求顾客意见，并在双方共同商讨的基础上，加以指导，设计出比较理想的眉形。

5. 对称性设计原则

设计眉形时，一定要遵循两侧眉要对称的原则。两侧眉形的长短、高低、宽窄，色之深浅，眉头、眉峰、眉梢位置务必对称且协调一致。设计眉形时，要用美容文饰测量尺协助操作，避免误差。眉形设计的最高境界是灵动与自然，有时候过于追求对称反而会呆板，美容文饰技师要灵活把握这一点。

6. 依据肤色与发色选择眉色的原则

正常肤色可选择中咖色；白皙肤色可选择浅咖色；深肤色可选择深咖色或灰咖色。发色为棕色系的，可选择咖啡色系的色料；发色为黑色系的，可选择灰色系色料。曾经做过眉部文饰，有底色者，要根据具体情况选择具有遮盖底色作用的色料。

三、眼部美容文饰技术的设计原则

1. 位置与自身睫毛互补原则

美瞳线应文饰于上眼睑缘睫毛根部，尽量不超出睫毛根部范围，以达到既显得睫毛更浓密，又不突兀的自然效果。

2. 依据眼部形态设计美瞳线的原则

人的眼形各种各样，设计美瞳线时，一定要与眼部形态相适应，才能达到增添容貌美的目的，具体如下：

双眼皮：文饰的宽度和长度都不超过自身的睫毛根部范围，只做到增加睫毛浓密感的效果，使眼裂轮廓进一步突出即可。

内双眼皮：内双眼皮的内眼角会有眼皮的遮盖，所以内眼角线条要细，从中间位置向眼尾方向线条由细渐粗，重点强调眼尾，增加眼睛层次感、深邃感。

单眼皮：单眼皮的眼睑的睫毛根部被眼睑皮肤遮盖，所以美瞳线的效果就不会特别突出，美瞳线可尽量设计粗一些，起到扩大眼型、增添美感的作用。

圆眼型：美瞳线宜略细，长度略超出上眼睑睫毛根部，向外眼角拉长，达到拉长眼型的视觉效果。

长眼型：美瞳线宜略粗，长度不宜超过睫毛根部范围，达到增加眼睛宽度的视觉效果。

3. 尊重顾客审美观，适度调整原则

要与顾客充分沟通，了解顾客的审美观及个人喜好，征求顾客意见，并在双方共同商讨的基础上，加以指导，设计出较理想的美瞳线。

4. 依据肤色及睫毛色选择美瞳线色的原则

亚洲人文饰美瞳线大多应选择黑色，对于皮肤白皙、睫毛颜色浅淡者，可选择深咖啡色。

四、唇部美容文饰技术的设计原则

1. 比例协调、形态美观原则

应依据唇部的美学比例关系设计唇形，但无论是外扩文饰或是内收文饰都应紧靠原唇红线进行，而且调整范围不应超过 1 mm，做到曲线优美，形随峰变。

2. 与脸形相协调原则

唇形设计应与脸形相协调，起到平衡脸形的作用，一般而言，脸形宽阔者，宜设计饱满圆润的唇形；脸形窄小者，宜设计小巧圆润的唇形。

3. 修饰唇形缺陷原则

（1）上、下唇过薄或口裂较小者：应采用扩唇设计，在其原有的唇形轮廓基础上，扩出 1 mm 左右的宽度。

（2）上、下唇过厚者或口裂较大者：可采用缩唇设计，在其原有的唇型轮廓基础上，将上、下唇线均向内缩进 1 mm 左右的宽度。

（3）两侧嘴角下垂者

宜将两侧口角部的上轮廓线向外上提高。

4. 尊重顾客审美观，适度调整原则

要与顾客充分沟通，了解顾客的审美观，可设计出几种唇形方案，反复比较，征求顾客意见，并在双方共同商讨的基础上，加以指导，设计出较理想的唇型。

5. 依据肤色及年龄选择唇色的原则

肤色白、唇色淡、年纪较小的顾客，选择粉色系为主色；肤色黄、唇色暗、年纪较大的顾客，选择橘色系为主色；喜欢明艳突出的红唇效果的顾客，选择红色系为主色。

第三章
美容文饰技术的无菌操作与消毒灭菌

第一节
美容文饰技术的无菌操作

一、无菌技术的概念和原则

（一）无菌技术的概念

1. 无菌技术是指在执行医疗、护理技术过程中，防止微生物侵入机体，并保持无菌物品及无菌区域不被污染的操作技术和管理方法。
2. 无菌物品是指经过物理或化学方法灭菌后未被污染的物品。
3. 无菌区域是指经过灭菌处理而未被污染的区域。
4. 非无菌物品或区域是指未经灭菌或经灭菌后被污染的物品或区域。

（二）无菌技术的基本要求

1. 对环境的要求

进行无菌技术操作前半小时，停止卫生处理，减少人员走动，以减少室内空气中的尘埃。治疗室每日用紫外线灯照射消毒一次。

2. 对工作人员的要求

无菌操作前，衣帽穿戴整洁，口罩遮住口鼻，修剪指甲、洗手。

3. 对物品管理的要求

无菌物品必须存放于无菌包或无菌容器内，无菌包外注明物品名称，有效期以一周为宜，并按有效期先后顺序排放。无菌物品和非无菌物品应分别放置。无菌物品一经使用或过期、潮湿应重新进行灭菌处理或丢弃。

4. 操作要求

操作者身距无菌区 20 cm，取无菌物品时须用无菌持物钳（镊），不可触及无菌物品或跨越无菌区域，手臂应保持在腰部以上。无菌物品取出后，不可过久暴露，若未使用，也不可放回无菌包或无菌容器内。疑有污染的无菌物品，不得使用。

5. 一物一人

一套无菌物品，只供一个顾客使用，防止交叉感染且不重复使用。

二、美容文饰技术无菌操作的意义

在美容文饰过程中，无菌操作的意义十分重要。因为在实施美容文饰手术时如果不慎发生感染，可能造成愈合不良进而影响色料着色甚至形成瘢痕，给求美者的容貌和心灵造成创伤，违背美容文饰技术遮盖、修复、塑造容貌美的目的。

美容文饰技术的无菌操作，可以大大减少甚至杜绝感染的发生，减少不良文饰效果的出现，避免不良反应的发生，提高美容文饰求美者满意度。

三、美容文饰技术操作应具备的无菌观念

美容文饰技术操作应具有以下无菌观念：

(一) 微生物无处不在

外界环境中生长着各种各样的微生物，其中一部分是致病的、有害的。微生物虽小，但借助仪器仍能看到它们。不管肉眼观察物体表面如何干净，但仍有大量微生物。从美容文饰技术角度看，未消毒的美容室、美容制品表面、求美者衣服和皮肤以及文饰技师的衣服和体表仍存在大量微生物。

(二) 无菌要求是相对的

美容文饰手术需要尽量做到操作环境及操作过程无菌。但其无菌的程度是相对的，只要达到将有害微生物的数量减少至无害程度即可。

(三）无菌区域与非无菌物品隔离

经过消毒的无菌物品或者手视为无菌区域，在美容文饰术操作过程中，只能和无菌物品相接触。若无菌区遭到了污染，就要重新进行消毒灭菌。

四、美容文饰手术的感染途径及其预防对策

美容文饰手术的感染来自多方面，现将感染途径及其防治对策叙述如下：

（一）美容文饰操作间未做好消毒灭菌处理

未做好消毒灭菌处理的环境里，地面和空间都存在众多微生物，其中部分是有害的。若这些微生物落在进行美容部位的皮肤上，就可能造成感染。其防治措施是选择清洁、光亮、通风良好的房间为文饰操作间，其内保持适当的温湿度，定期用紫外线对房间进行消毒。

（二）顾客皮肤上原有微生物的侵入

人体皮肤上存在大量微生物，若术区皮肤消毒不彻底，或术区皮肤有感染，施行美容文饰手术就可能造成感染或感染扩散。其防治措施是局部皮肤有感染者不得进行美容文饰操作，操作前要对术区皮肤进行消毒。

（三）美容文饰器械或用品的污染

因文饰器械或用品均要接触美容文饰术部位，被微生物污染的这些器物会造成感染。防治措施是术前对美容文饰术器械或用品进行消毒。

（四）文饰技师术前卫生消毒不严格

文饰技师的头发、头皮、口腔和衣物均可能存在有害微生物，不加防范必定造成感染。最好的防治措施是文饰技师进行操作时应穿戴隔离衣和隔离帽、佩戴口罩，手部清洁消毒并佩戴无菌手套。

(五)顾客之间的交叉感染

顾客用过的器械或物品未经消毒再次使用可能造成交叉感染。最好的防治措施是文饰术操作过程中直接接触施术部位皮肤的物品采用一次性物品,一人一针、一人一杯。需要反复使用的器械操作前要进行消毒。

第二节

美容文饰技术的消毒灭菌

一、消毒与灭菌的概念

消毒:是指用物理或化学方法消除或杀灭芽孢以外的所有病原微生物,将有害微生物的数量减少到不致病的程度,而不能完全消灭微生物。也就是说消毒只对繁殖体有效,不能杀死细菌的芽孢,只起到抑菌的作用。

灭菌:是指用物理或化学的方法杀灭全部微生物,包括致病微生物和非致病微生物以及芽孢。

在美容文饰操作中,大多数的文饰器械及用品,如文饰手工笔、电动文饰仪等,需要进行消毒处理;直接接触文饰部位皮肤的用品如非一次性无菌用品需要进行灭菌处理。

二、美容文饰技术操作中常用的消毒、灭菌方法

消毒、灭菌的方法很多,美容文饰技术常用到如下几种:

(一)物理消毒、灭菌法

1. 高压蒸汽消毒灭菌法:是一种最可靠、最安全、最常用的消毒方法。此法适用于文饰手工笔、玻璃器皿、硅胶文饰用品等。但不耐高温的

塑料、橡胶器材，蒸汽无法透入的凡士林、油类、粉剂及锐利性易受影响的文饰针最好不用此法。具体操作时应注意：排除消毒灭菌器的空气，合理计算灭菌时间，物品包装和摆置要合适，控制加热速度，预先处理消毒物品，防止蒸汽超高热，并注意安全操作等。现有高压消毒灭菌器种类较多，一定要看懂说明书，照操作规程操作。医用高压指数：104～137.3 kPa，温度：126 ℃；家用高压指数：1 275 kPa，温度：124 ℃。时间均为 30 min。

2. 煮沸消毒法

现多作为特殊情况下替代高压蒸汽灭菌法的应急措施。消毒时间应自水沸开始计算，需 15～20 min。对肝炎患者污染的器械与物品，应煮沸 30 min。加入碳酸氢钠可以防锈，当其浓度为 1%，沸点达 105℃，还可促使微生物死亡，缩短消毒过程。用此法消毒时应注意：消毒前洗净物品，易损坏的物品要用纱布包好，棉织品一次放置不宜多，中途不得加入新的污染物品。消毒后倒掉水利用余热烘干物品防止再污染。

3. 干热消毒灭菌法

是利用电热和红外线烤箱高温烘烤进行灭菌，适用于玻璃、陶瓷等器具以及不宜用高压蒸汽消毒灭菌的明胶海绵、凡士林、油脂、液体石蜡和各种粉剂等物品。不耐高热的物品则不宜用。一般是将物品用适当容器装好放入烤箱。密闭加热 170 ℃至 60～90 min 或 160℃至 120～150 min，待冷后取出。用此法应注意物品包装不宜过大，摆放的物品间应有间隙，粉剂、油脂不宜太厚，器械应先洗净，消毒后应将温度降至 40 ℃以下时再打开柜门。

4. 紫外线消毒法

此法用于美容文饰室进行空气消毒。每 10～15 m² 房间装 30 W 紫外线灯管一支，每次照射 40～120 min。注意应定期照射，并定期查紫外线管的照射强度，强度过低时应更换紫外线灯管。

(二) 化学消毒法

1. 器械消毒

美容文饰技术所用的许多器械均非常精细，不便使用前面所述的某些热力消毒法，而常采用消毒防腐剂浸泡的方法。比较常用的消毒液有：

(1) 40%的甲醛液，可浸泡精密器械；

(2) 煤酚皂溶液，可浸泡刀、剪、针；

(3) 0.1%硫柳汞酊，可浸泡塑料、橡胶用品等；

(4) 0.1%防锈新洁尔灭溶液，可浸泡刀、剪、针等；

(5) 0.1%洗必泰溶液，可浸泡锐利器等；

(6) 75%的乙醇，可浸泡刀、剪；

(7) 40%甲醛加高锰酸钾，用于物品及室内空气消毒；

(8) 器械消毒液，配方较多，特点是灭菌能力强，防锈，无（或很少）腐蚀作用，可用于消毒金属锐利器械，如刀、剪、针等，浸泡时间为30～60 min。

2. 皮肤消毒

美容文饰技术的皮肤消毒最常用的方法有：

(1) 碘酊消毒法：碘酊为含碘2%、碘化钾1.5%、64%乙醇溶液，可用于皮肤消毒，消毒后用75%乙醇脱碘，以防长期作用损害皮肤。

(2) 乙醇消毒法：文饰技师流水洗手后可用浓度为70%的乙醇溶液浸泡消毒，一般清洗5 min以上。对求美者皮肤消毒则用75%的乙醇。

(3) 0.1%新洁尔灭消毒法：用于皮肤消毒，此法局部刺激症状小，一般用于文饰部位的皮肤消毒。

三、美容文饰技术操作中的消毒灭菌要求

文饰前以及文饰过程中应进行环境消毒、用品消毒、美容文饰技师消毒、文饰部位皮肤消毒。

(一) 环境消毒

1. 拥有独立的操作间，营业前用紫外线灯照射进行空气消毒。
2. 门、窗、地面每日一擦并用消毒液消毒。
3. 床罩每日一换，床单每客一换。
4. 围布、毛巾每客一换并用高压蒸汽消毒。

(二) 用品消毒

1. 色料、辅助剂、文饰针、无菌手套每人一份，用后即弃。
2. 色料杯一人一杯，应放于消毒液内浸泡 20 min 以上再使用。
3. 棉片、棉球、器皿、镊子需进行高温高压消毒。
4. 配备无菌柜，消毒处理后的用品用具放入无菌柜内保管。
5. 电动文饰仪使用前需放入紫外线消毒箱内照射 20 min 以上。

(三) 美容文饰技师消毒

1. 手部用肥皂水清洗，之后在消毒液中浸泡 2 min。
2. 戴无菌手套、工作帽、口罩，穿隔离服。

(四) 文饰部位皮肤消毒

推荐使用 0.1% 新洁尔灭消毒液进行术区皮肤局部消毒。

第四章
美容文饰麻醉技术

美容文饰是在人体皮肤的表皮及真皮浅层进行侵入性的操作，人体的皮肤分布着丰富的神经末梢，对刺激性疼痛十分敏锐，良好的麻醉处理，可以有效避免疼痛，缓解顾客的紧张情绪，提高顾客的舒适度、满意度，也有利于美容文饰技术操作的进行，有助于提高美容文饰的效果。

随着美容文饰技术的发展，麻醉技术的安全性、便捷性逐步增强，可选择的麻醉药品也日益增多。

第一节 麻醉的概念

麻醉（anesthesia）一词源于希腊文 narkosis，麻为麻木、麻痹，醉为酒醉昏迷。因此，麻醉的含义是用药物或其他方法使患者整体或局部暂时失去感觉，以达到进行无痛手术治疗的目的。麻醉能消除手术操作过程中受术者的疼痛感，保证受术者安全，为手术创造良好的条件，是进行手术的重要保障措施。美容文饰技术在操作前应根据顾客的身体情况、施术部位、施术时长选择麻醉效果好、安全性高、副作用小、简便易行、麻醉时间适宜的麻醉方法。

第二节 美容文饰技术中的麻醉

麻醉术一般分为全身麻醉术与局部麻醉术，其具体方法有多种，由于美容文饰技术的创面仅涉及皮肤或黏膜的浅层,面积小、深度浅、恢复快,一般采用局部麻醉术中的表面麻醉技术,即将穿透力强的局麻药直接使用于皮肤或黏膜表面,使皮肤或黏膜浅层的神经末梢受到阻滞。根据操作方法的不同又分为敷贴法、涂抹法等。

一、美容文饰麻醉技术中常用的表面麻醉剂

(一) 利多卡因

利多卡因为酰胺类局部麻醉剂,对中枢神经系统有明显的兴奋和抑制双相作用,吸收入血迅速,血药浓度较低时,出现镇痛和思睡,痛阈提高;随着剂量加大,作用或毒性增强,亚中毒血药浓度时有抗惊厥作用;当血药浓度超过 5 mg/ml 时可发生惊厥。

利多卡因具有较强的弥散力和组织穿透力,麻醉范围广、麻醉深度较大,于皮肤表面进行麻醉,持续时间较久(图 4-1)。

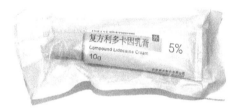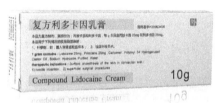

图 4-1　复方利多卡因乳膏

(二) 丁卡因 (地卡因)

丁卡因化学稳定性较利多卡因差,放置较久时会自行分解,与碱性药物或消毒灭菌药接触后效果降低。丁卡因吸收入血迅速,经肝代谢,血药浓度达到中毒水平时,出现惊厥、昏迷、呼吸停止及心跳骤停。

丁卡因具有良好的表面麻醉作用,能使黏膜充血,但不影响眼压,也不损害角膜上皮。

(三) 丙胺卡因

丙胺卡因为酰胺类局部麻醉剂,作用与利多卡因相似,但作用时间较

长，毒性较低，蓄积性较小，与磺胺类药物联用，可能引起高铁血红蛋白症。

目前，在美容文饰操作中，多采用复方利多卡因的乳膏剂或敷贴剂。

性状及组成成分：复方利多卡因乳膏外观为白色乳膏剂，其组成成分为丙胺卡因和利多卡因，含丙胺卡因 25 mg/g，利多卡因 25 mg/g。

使用方法：在美容文饰施术区域皮肤表面涂上一层厚度为 2～3 mm 的乳膏，上盖密封敷膜，剂量 3～4 g/10 cm^2，停留时间为 30 min 左右。

不良反应：应用部位可产生局部反应，以苍白、红斑（发红）和水肿较多见，这些反应多为短暂而且轻微。使用初期也可产生烧灼感或瘙痒感，但比较少见。对酰胺类局部麻醉药的过敏反应（最严重的反应为过敏性休克）很罕见。高剂量丙胺卡因可以导致血中高铁血红蛋白的水平增加。

使用禁忌：对酰胺类局部麻醉药或对此产品中任何其他成分高度过敏者，先天性或特发性高铁血红蛋白症患者、孕妇及哺乳期妇女禁用。

注意事项：复方利多卡因乳膏对角膜有一定的刺激性，可引起角膜刺激反应，在美瞳线文饰的操作中，要用棉片、保鲜膜或眼球保护罩隔离角膜。

二、美容文饰麻醉技术的操作

（一）眉部文饰术中的麻醉

眉区皮肤可以先去死皮，再清洁干净，利于麻药吸收及着色，皮肤清洁后眉型设计定型，再将复方利多卡因乳膏（含丙胺卡因 25 mg/g，利多卡因 25 mg/g）涂抹覆盖于眉部操作区域，范围超过设计眉形，厚度为 2～3 mm，麻药停留时间为 25～30 min（图 4-2）。可以用美容文饰专用保鲜膜加以覆盖，以防止氧化增强麻醉效果，一般麻药作用时间可达 1～2 h，但也有部分顾客对疼痛特别敏感，可以先敷一侧，操作快结束时再敷另一侧，这样可以保证麻药效果。

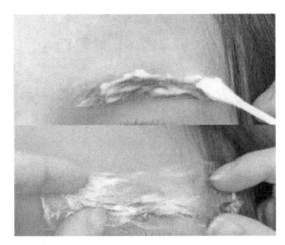

图 4-2 眉部文饰技术中的麻醉药物使用

(二) 眼部文饰术中的麻醉

眼睛皮肤十分敏感，复方利多卡因乳膏接触到角膜会引起角膜刺激反应，所以在行眼部文饰术时，要隔离保护眼球，麻醉操作要格外谨慎。

术前用棉片、保鲜膜或眼球保护罩隔离眼球，用棉签蘸取少量复方利多卡因乳膏涂抹覆盖于眼睑缘操作区域，药物停留时间为 15～25 min（图 4-3）。

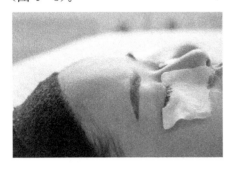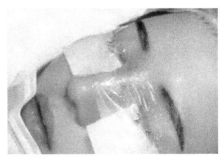

图 4-3 眼部文饰技术中的麻醉药物使用

涂抹麻药时，手法轻柔，用药量少，麻醉剂切勿触及球结膜，一旦麻药接触到结膜或角膜，顾客会有灼热、刺痛感，应立即用生理盐水或氯霉素眼药水冲洗眼内。

麻醉时间一到，用湿棉片向上向外轻轻擦除复方利多卡因乳膏，擦除时将上眼睑向上轻轻翻起露出睑缘，避免麻药误入眼睛。擦净后，用生理盐水或氯霉素眼药水滴眼,冲洗眼球,嘱顾客来回转动眼球,以防有残余麻药刺激结膜及角膜。

(三)唇部文饰术中的麻醉

用棉片将口唇与口腔内部隔离,用浸有2‰~3‰丁卡因溶液的棉片或唇部麻醉敷贴(图4-4)敷在唇部25 min,用美容文饰专用保鲜膜覆盖,以加强麻醉效果(图4-5)。当顾客唇部有麻木、厚重的感觉时,即可开始操作。

在文饰操作过程中,如顾客仍有疼痛感,可用丁卡因溶液反复涂抹,如文全唇时出血较多,可用棉签蘸少许肾上腺素药液进行涂抹,或用丁卡因、肾上腺素两种药液交替反复地涂抹唇部。

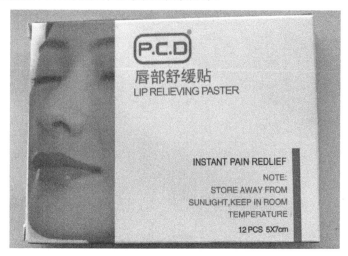

图4-4　唇部麻醉敷贴

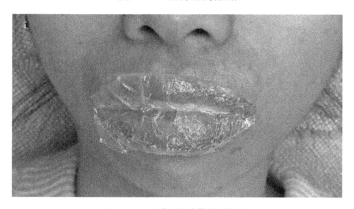

图4-5　唇部麻醉敷贴的使用

(四) 身体部位皮肤文饰术中的麻醉

清洁操作部位皮肤，若操作部位皮肤角质层较厚，还需要进行软化角质的处理，以利于表面麻醉剂的吸收。将复方利多卡因乳膏涂抹覆盖于文饰操作区域，覆盖范围要大于文饰操作部位 1 cm，厚度为 2～3 mm，药物停留时间为 40 min。可以用美容文饰专用保鲜膜加以覆盖，以加强麻醉效果。

第五章
美容文饰术的不良反应及预防

第一节
眉部文饰术的不良反应及预防

一、术区皮肤肿胀发红

(一) 原因

文饰部位皮肤在文饰操作过程中被刺激而出现反应性充血、水肿，属美容文饰术的正常反应（图5-1）。

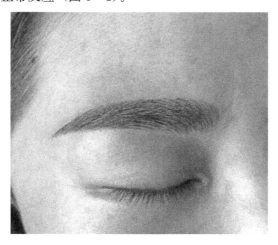

图5-1　眉部文饰术后术区轻微肿胀发红

(二) 预防

使用刺激性比较小的皮肤消毒剂及文饰色料，操作过程中手法应轻柔，侵入皮肤的深度控制在表皮及真皮浅层。

(三) 处理方法

无需特殊处理，1~2天可自行恢复。

二、局部感染

(一) 原因

术前、术中消毒不严格，未遵守无菌技术操作规程；术区有炎症病变未治愈的情况下实施文饰术；术后护理不当，也可造成感染，会出现红肿、溃破、渗液、痛、痒等现象（图5-2）。

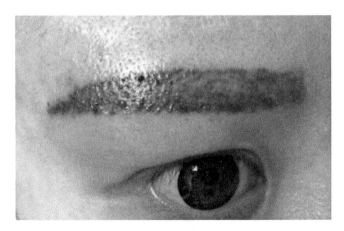

图5-2 眉部文饰术后术区感染

(二) 预防

严格消毒，遵守无菌操作规程，术区有炎症者治愈后再行文饰术。术后文饰区皮肤涂抗生素软膏，既能预防感染，又能缓解结痂造成的不适。

(三) 处理方法

若发生感染，应局部清洁换药、给予抗感染治疗等。

三、交叉感染

（一）原因

①文饰器械及用品消毒不严格，多人共用文饰针，无菌操作不恰当，病毒和细菌通过渗液或血液发生交叉感染。

②文饰器械或用品未进行高温蒸汽消毒灭菌处理，仅用传统的酒精或新洁尔灭消毒，肝炎病毒、艾滋病病毒等无法被彻底杀灭，造成交叉感染。

（二）预防

文饰器械应严格消毒，文饰用品做到一人一针、一套、一杯。

（三）处理方法

发生交叉感染后要进行抗感染治疗，或建议请专科医生处理。

四、过敏

（一）原因

顾客对表面麻醉剂、皮肤消毒剂及文饰色料中的某些成分过敏。

（二）预防

术前询问顾客的药物过敏史，对有可能出现过敏反应的顾客不可进行文饰操作。

（三）处理方法

文饰术操作过程中发生过敏反应时要及时停止操作，进行抗过敏治疗，或建议顾客请专科医生处理。

第二节

眼部文饰术的不良反应及预防

一、感觉异常

（一）原因

表面麻醉剂刺激眼睑皮肤，或文饰操作过程中眼睑皮肤受损而引起轻微的灼热感或痒感。

（二）预防

眼睑皮肤敷麻醉剂时用量要少，操作过程中手法要轻柔，侵入皮肤的深度控制在表皮及真皮浅层。

（三）处理方法

无需特殊处理，异常感觉1~2天可自行消失，若眼部不适感较重，持续一天无好转，可能为眼部组织损伤较重的反应，应建议顾客及时到医院眼科就诊。

二、眼睑肿胀

（一）原因

由于麻醉药刺激和文饰术操作过程中造成组织损伤而引起反应性组织水肿（图5-3）。

（二）预防

眼睑皮肤敷麻醉剂用量要少，操作过程中手法要轻柔，侵入皮肤的深度控制在表皮及真皮浅层。

（三）处理方法

无需特殊处理，1～2天可恢复正常。

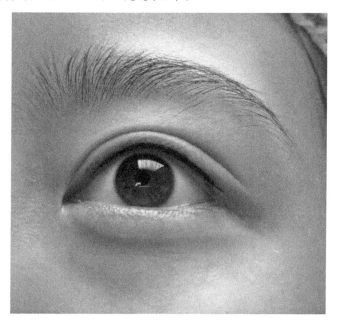

图 5-3　眼部文饰术后眼睑出现轻微肿胀

三、局部感染

（一）原因

术前、术中消毒不严格，未遵守无菌技术操作规程；术后护理不当，也可造成感染。

（二）预防

严格消毒并遵循无菌操作规程，文饰术操作结束后使用抗生素滴眼液滴眼可预防感染，术后三日施术部位少量涂抹抗生素眼膏既可预防感染，又可缓解不适感。

(三) 处理方法

外用金霉素眼膏给予抗生素等治疗；感染持续无好转，应建议顾客及时到医院眼科就诊。

第三节　唇部文饰术的不良反应及预防

一、感觉异常

(一) 原因

表面麻醉剂刺激唇部黏膜，或文饰操作过程唇部黏膜损伤而引起轻微的灼热感、痒感或刺痛感。

(二) 预防

操作过程中手法宜轻柔，侵入唇部黏膜的深度控制在 1 mm 以内；术后饮食清淡，避免辛辣刺激食物对唇部黏膜的刺激。

(三) 处理方法

无需特殊处理，异常感觉 1~2 天可自行消失；若不适感较重，持续 1 天无好转，可能为唇部组织损伤较重的反应，应建议顾客及时到医院就诊。

二、局部感染

(一) 原因

术前、术中消毒不严格，未遵守无菌技术操作规程。术后护理不当，也可造成感染，出现红、肿、痛、痒、破溃、渗液、化脓等现象（图5-4）。

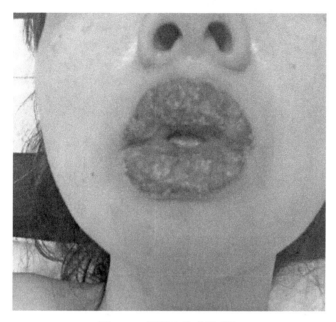

图5-4　唇部文饰术后感染

（二）预防

严格消毒并遵循无菌操作规程，文饰术操作结束后用抗生素软膏涂抹唇部既可预防感染，又可缓解不适感。

（三）处理方法

外用抗生素软膏。如不适感加重，应建议顾客及时到医院就诊。

三、口唇疱疹

（一）原因

文饰术操作过程中，唇部黏膜损伤较重，造成局部免疫力下降，继而发生单纯性疱疹病毒（HSV-1）感染（图5-5）。

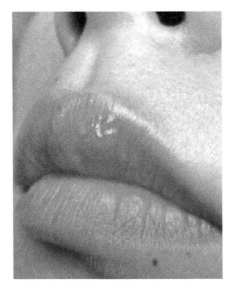

图 5-5 口唇疱疹

(二) 预防

严格消毒并遵循无菌操作规程；操作过程中手法宜轻柔，尽量减少黏膜损伤；术后饮食清淡，避免辛辣刺激食物对唇部黏膜的刺激。

(三) 处理方法

进行抗病毒治疗，可口服阿昔洛韦片，或唇部外用阿昔洛韦乳膏。

四、慢性唇炎

(一) 原因

唇部文饰术后发生局部感染未能有效治疗而发展为慢性炎症，或顾客对文饰色料过敏而导致唇部黏膜反复出现干燥、瘙痒、脱屑等症状。

(二) 预防

选用安全性好的文饰色料，避免术后局部感染的发生；术后饮食清淡，避免辛辣刺激食物对唇部黏膜的刺激。

(三)处理方法

选用刺激性小的润唇膏保护唇部,外用糖皮质激素类乳膏。

美容文饰技术涉及美学设计及护理技术等多方面的知识和技能,美容文饰技术操作不仅要有较高的审美能力和素养,而且要求在工作过程中态度严谨、操作规范,尽量减少和避免临床并发症的发生。

中篇

操作技法基本功训练

第六章
眉部美容文饰基本功训练

第一节
眉形设计绘画技法

一、眉形各部位名称

眉形各部位名称如图6-1所示：眉形最内侧点为眉头点，最外侧点为眉尖点，眉形上弧线最高点为眉峰点，下弧线最低点为眉肚点，眉峰正对的眉形下弧线点即眉形下弧线最高点为眉心点。眉头至眉峰的连线为眉坡线，眉头至眉肚的弧线为眉肚弧线，眉峰至眉尖点的弧线为眉尾上弧线，眉肚至眉心的连线为眉腰线，眉心至眉尖的弧线为眉尾下弧线。

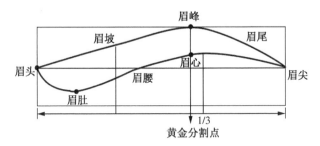

图6-1 眉形各部位名称

二、标准眉形设计绘画技法

（一）绘画步骤及方法

标准眉形的绘画步骤及方法如图6-2。

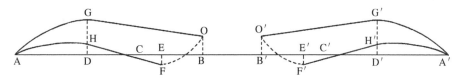

图 6-2 标准眉形绘画图示

1. 画基准线：画一条 13 cm 的直线 AA′，在分别距离 A 及 A′ 5.5 cm 处定 B 及 B′点，则 AB 与 A′B′分别为左右眉的基准线。

2. 定眉头、眉峰、眉心、眉肚、眉尖点：在 AB 及 A′B′线上定 C 点及 C′点，使 BC∶AB=1∶3，B′C′∶A′B′=1∶3；定 D 及 D′点，使 BD∶AB=0.618，B′D′∶A′B′=0.618。在 B 及 B′点正上方 5 mm 处定 O 及 O′点，则 O 及 O′为左右眉的眉头点；在 BC 及 B′C′的 1/3 处定 E 点，使 BE∶BC=2∶3，B′E′∶B′C′=2∶3，E 点的下方 3 mm 处定 F 及 F′点，则 F 及 F′点为左右眉的眉肚点；在 D 及 D′点正上方 10 mm 处定 G 及 G′点，则 G 及 G′点为左右眉的眉峰点；在 D 及 D′点正上方 3 mm 处定 H 及 H′点，则 H 及 H′点为左右眉的眉心点；A 及 A′点为左右眉的眉尖点。

3. 连接各点，确定眉形：直线连接 O、G 点及 O′、G′点确定眉坡线；直线连接 F、H 点及 F′、H′点确定眉腰线；弧线连接 G、A 点及 G′、A′点，确定眉尾上弧线；弧线连接 H、A 点及 H′、A′点，确定眉尾下弧线；虚弧线连接 O、F 点及 O′、F′点，确定眉肚弧线。

4. 调整完成：对比左右眉，调整弧线至左右眉形对称，完成。

5. 训练精确度：标准眉形绘画技法掌握后，可以用自动铅笔画基准线及定点，用多色圆珠笔的浅色确定眉形，训练绘画精确度，并为眉部线条绘画技能实训准备眉形底图。

(二) 技法要点

1. 本技法设定眉毛的长度为中国女性眉毛平均长度 55 mm，眉毛宽度为中国女性眉毛平均宽度 8 mm，在具体的眉形设计中，可根据顾客的具体情况确定不同的眉长及眉宽，但眉形各部分的比例应大致不变。

2. 直线与弧线的衔接要自然流畅、浑然一体，弧线要符合眉毛美学要求。

3. 眉尖点务必高于眉肚点，否则会形成八字眉。

4. 左右眉形要对称。

三、平眉眉形设计绘画技法

（一）绘画步骤及方法

标准眉形的绘画步骤及方法如图 6-3：

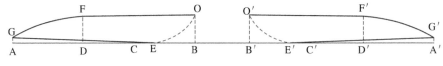

图 6-3　标准眉形绘画图示

1. 画基准线：画一条 13 cm 的直线 AA′，在距离 A 及 A′点 5.5 cm 处定 B 及 B′点，则 AB 与 A′B′分别为左右眉的基准线。

2. 定眉头、眉峰、眉心、眉肚、眉尖点：在 AB 及 A′B′线上定 C 及 C′点，使 BC∶AB=1∶3，B′C′∶A′B′=1∶3；定 D 及 D′点，使 BD∶AB=0.618，B′D′∶A′B′=0.618。在 B 及 B′点正上方 8 mm 处定 O 及 O′点，则 O 及 O′点为左右眉的眉头点；在 BC 及 B′C′的 1/3 处定 E 点，使 BE∶BC=2∶3，B′E′∶B′C′=2∶3，则 E 及 E′点为左右眉的眉肚点；在 D 及 D′点正上方 8 mm 出定 F 及 F′点，则 F 及 F′点为左右眉的眉峰点；在 A 及 A′点正上方 2 mm 出定 G 及 G′点，则 G 及 G′点为左右眉的眉尖点。

3. 连接各点，确定眉形：直线连接 O、F 点及 O′、F′点确定眉坡线；直线连接 E、G 点及 E′、G′点确定眉形底线；弧线连接 F、G 点及 F′、G′点，确定眉尾上弧线；虚弧线连接 O、E 点及 O′、E′点，确定眉肚弧线。

4. 调整完成：对比左右眉，调整弧线至左右眉形对称，完成。

（二）技法要点

1. 本技法设定眉毛的长度为中国女性眉毛平均长度 55 mm，眉毛宽度为中国女性眉毛平均宽度 8 mm，在具体的眉形设计中，可根据顾客的具体情况确定不同的眉长及眉宽，但眉形各部分的比例应大致不变。

2. 直线与弧线的衔接要自然流畅、浑然一体，弧线要符合眉毛美学要求。

3. 眉尖点务必高于眉肚点，否则会形成八字眉。
4. 左右眉形要对称。

四、其他眉形设计绘画技法

(一) 眉形变化的基本规律

人类眉毛的形态千变万化，美的眉形也各不相同，彰显出每个人独特的气质风貌。无论何种眉形，其结构遵循共同的规律，掌握这些规律，我们就可以设计描绘各种眉形：

1. 眉形的基本结构均可由眉头点、眉峰点、眉肚点、眉心点、眉尖点确定，眉峰点与眉心点基本位于眉形中外 1/3 处。
2. 调整眉头点、眉峰点、眉肚点、眉心点、眉尖点的相对位置关系，就可以设计描绘不同的眉形。

(二) 各种眉形的结构分析

各种眉形眉头点（A 点）、眉峰点（B 点）、眉肚点（C 点）、眉心点（E 点）、眉尖点（F 点）的相对位置关系如图 6-4 至图 6-8 所示：

图 6-4　女性上扬眉形定位点的相对位置关系

图 6-5　女性高挑眉形定位点的相对位置关系

图 6-6　女性欧式眉形定位点的相对位置关系

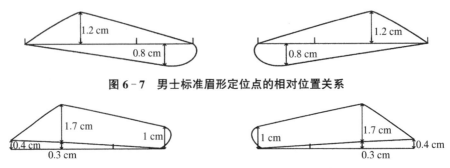

图 6-7　男士标准眉形定位点的相对位置关系

图 6-8　男士剑眉眉形定位点的相对位置关系

（三）绘画步骤及方法

不同眉形的绘画步骤及方法如下：

1. 画基准线：在平行位置上画两条 6 cm 的直线分别为左右眉的基准线并三等分，两条基准线间隔约 3 cm。

2. 确定眉形结构点：依据不同眉形眉头点（A 点）、眉峰点（B 点）、眉肚点（C 点）、眉心点（E 点）、眉尖点（F 点）与基准线相对的位置关系确定各点位置。

3. 连接各点，确定眉形：直线连接 A、B 点确定眉坡线；直线连接 C、E 点确定眉腰线；弧线（或直线）连接 B、F 点及 E、F 点，确定眉尾形态；弧线连接 A、C 点，确定眉肚弧线。

4. 调整、完成：对比左右眉，调整弧线至左右眉形对称，完成。

5. 训练精确度：掌握不同眉形绘画技法后，可以用自动铅笔画基准线及定点，用多色圆珠笔的浅色确定眉形，训练绘画精确度，并为眉部线条绘画技能实训准备眉形底图。

（四）技法要点

1. 本技法设定眉毛的长度为中国女性眉毛偏长长度 60 mm，以增强眉形个性表现力，眉毛宽度不限定，在具体的眉形设计中，可根据顾客的具体情况确定不同的眉长及眉宽，但眉形各部分的比例应大致不变。

2. 直线与弧线的衔接要自然流畅、浑然一体，弧线要符合眉毛美学要求。

3. 不同的眉形应以线条弧度的不同来展现不同的气质风貌。

4. 左右眉形要对称。

五、不同脸形的眉形设计绘画技法

（一）眉形的基本位置

眉头：位于内眦角正上方或略偏内侧，在鼻翼边缘与内眦角连线的延长线上。两眉头间距约等于一个眼裂长度。

眉尖：稍倾斜向下，眉尖的水平位置高于眉肚点，在同侧鼻翼与外眦角连线的延长线上。

眉峰：位置应在眉长中外1/3交界处，或在两眼平视前方时鼻翼外侧与瞳孔外侧缘连线的延长线上。

如图6-9所示：

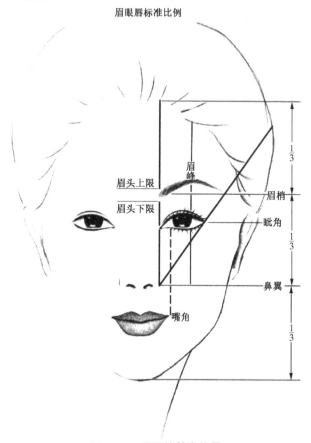

图6-9　眉形的基本位置

(二) 不同脸型的眉形设计原则

1. 椭圆脸形：线条圆润的标准眉形。
2. 圆脸形：眉尾上扬，略显棱角的眉形。
3. 方脸形：眉尾上扬，眉峰圆润的眉形。
4. 长脸形：略带弧度的平眉眉形。
5. 三角脸形：平眉眉形或标准眉形。
6. 倒三角脸形：眉间距略宽，眉峰圆润的标准眉形或高挑眉形。
7. 菱形脸形：眉尾上扬，眉峰圆润的弧形眉形。

(三) 绘画步骤及方法

1. 确定眉形：在绘画练习底图上依据脸型确定基本眉形。
2. 确定眉形的基本位置及结构：依据眼睛的形态确定眉头点、眉峰点、眉肚点、眉心点、眉尖点的位置，确定眉形及结构。
3. 描画眉形：将眉头点、眉峰点、眉肚点、眉心点、眉尖点连接，描画眉形。
4. 调整修改：观察眉形，进行局部调整修改，使之与脸形及眼睛形态相和谐。

(四) 技法要点

1. 眉形的长度和宽度不拘泥于之前眉形练习的长度和宽度要求，而是根据绘画底图的脸型及眼睛形态确定。
2. 眉头点、眉峰点、眉肚点、眉心点、眉尖点的定位可根据脸形而进行适当调整，但不可过度偏离眉形的基本位置。
3. 眉形要左右对称，与五官相和谐，自然生动。

第二节

眉部文饰基础线条绘画技法

一、眉部文饰线条的特点

眉部文饰的线条是模仿眉毛生长的自然形态而设计的，眉毛的毛囊隐藏在眉部皮肤中，毛干从毛孔中生长出来，长度在 1 cm 左右，肉眼观察到的单根眉毛的形态整体为弧形，起始点细，色泽淡；中间较粗，色泽深；末端细，色泽淡。所以眉部文饰线条呈现出"细—粗—细，轻—重—轻"的弧形态势。

二、绘画持笔方法

模仿文饰手工笔的持笔方式，要求拇指、食指、中指三指持笔，笔杆保持垂直，笔尖轻触纸面，描绘过程中始终保持笔尖与纸面的垂直状态（图 6-10）。

要求：绘图铅笔笔尖削成鸭嘴状，即平口笔尖，或用自动铅笔绘画。

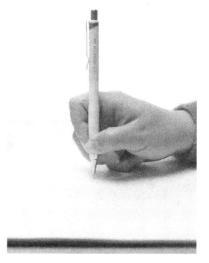

图 6-10　持笔方法

三、用力方法

端坐于桌前，左手压住素描本防止其滑动，线条描画中，以腕关节的摆动及腕部力量推动笔尖弧形移动，而非指关节的运动。起笔轻着力，中间重着力，收笔轻着力，使线条呈现"轻—重—轻"的节奏感及弧形的飘动感。

描画过程中，初学者往往难以控制好手部力量的强弱变化及笔尖运动的匀速,可以先调整呼吸,保持起笔前吸气、着笔过程中屏气、收笔后呼气的节奏,使呼吸节奏与运笔节奏一致,以描画出最美的线条。

四、绘画步骤及方法

标准的绘画步骤及方法如下:

(一)眉头基础线条技法:上单弧线(图6-11)

1. 端坐于桌前,左手压住素描本防止其滑动,右手持笔,保持笔尖垂直于纸面,轻触纸面。

2. 以"轻—重—轻"的节奏,向后上的方向画长度为1~1.5 cm的弧线线条。

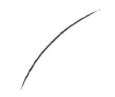

图6-11 眉头基础线条

(二)眉尾基础线条技法:下单弧线(图6-12)

1. 端坐于桌前,左手压住素描本防止其滑动,右手持笔,保持笔尖垂直于纸面,轻触纸面。

2. 以"轻—重—轻"的节奏,向后下的方向画长度为2 cm的弧线线条。绘画时需遵循眉尾的毛发生长方向,笔尖垂直于纸面,大拇指与食指同时用力进行线条的自然下落练习。

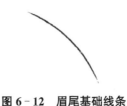

图6-12 眉尾基础线条

五、技法要点

1. 线条要呈现为流畅、光滑的弧线。
2. 线条要体现"轻—重—轻"的节奏感。

六、基础线条绘画进阶训练

掌握了基础线条绘画技法后,可以进行羽毛描画进阶训练,以更好地掌握单根线条绘画技法,更好地表现线条的质感(图6-13、图6-14)。

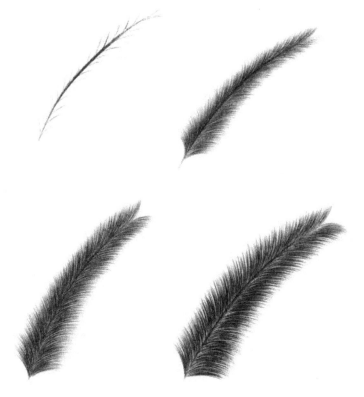

图6-13 由单根线条(外上)组合而成的羽毛质感表现绘画

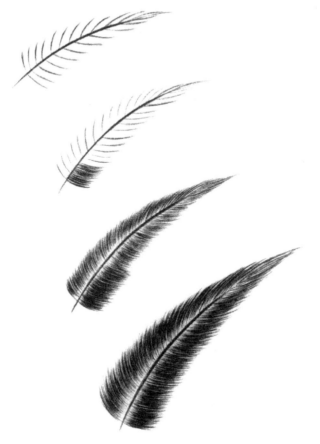

图 6-14　由单根线条（内上）组合而成的羽毛质感表现绘画

第三节

眉部文饰基础眉线条排列技法

一、眉头线条排列

(一) 眉头线条排列特点

眉头线条一般可做 7~9 根，均为向后上的短弧线（图 6-15）。

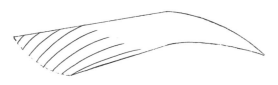

图 6-15　眉头线条排列

（二）描绘技法

1. 用浅色圆珠笔画一条直线为基准线。

2. 右眉眉头：用自动铅笔以下列规则由基准线起笔，向后上方向画。第 1 根线条短，第 2 根线条长，第 3 根线条弯，第 4 根线条飘，第 5、6、7 根向后倒，第 8 根线条压基准线（图 6-16）。

3. 左眉眉头：用自动铅笔以下列规则由基准线起笔，向后下方向画。第 1 根线条短，第 2 根线条长，第 3 根线条弯，第 4 根线条飘，第 5、6、7 根向后倒，第 8 根线条压基准线（图 6-17）。

4. 在设计好的眉形中进行眉头线条绘画时，以眉肚线为基准线，第 4 根连住上边框，末根与下边框重叠（图 6-18）。

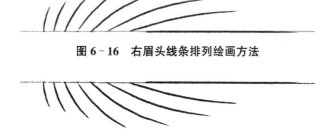

图 6-16　右眉头线条排列绘画方法

图 6-17　右眉头线条排列绘画方法

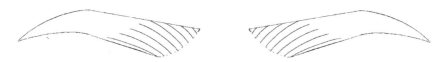

图 6-18　眉头线条在眉形中排列绘画

（三）技法要点

1. 线条排列要疏密得当，呈扇形展开。

2. 绘画过程中可以不断旋转素描本，调整角度以适应手腕摆动的需要。

3. 左右眉头线条要对称。

二、眉尾线条排列技法

（一）眉尾线条的排列特点

眉尾线条均为向后下的弧线，眉尾的第 1 根线条与眉头的末根线条相呼应形成自然过渡衔接效果，眉尾线条基本呈平行排列，最后一根确定眉尾形态（图 6-19）。

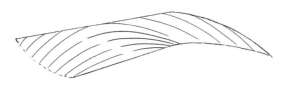

图 6-19　眉尾线条排列

（二）绘画步骤及方法

1. 用浅色圆珠笔画好眉形，用自动铅笔填充好眉头线条。

2. 于眉形上框线，眉头第 4 根线条收笔处向后一点处起笔，向后下方向画眉尾的第 1 根弧线，收笔于眉形下框线。

3. 在眉尾的第 1 根弧线后方依次画平行的弧线，所有眉尾弧线均起笔于眉形上框线，收笔于眉形下框线，线条之间的距离大约与眉头线条间距相等，最后一根线条重叠于眉尾上框线，收笔于眉尖。

（三）技法要点

1. 线条排列要疏密得当，呈大致平行态势。

2. 眉尾的第 1 根线条与眉头的第 4 根线条不相接但相呼应成连续的圆弧。

3. 最后一根线条重叠于眉尾上框线，收笔于眉尖。

三、眉腰过渡线条排列技法

（一）眉腰过渡线条的排列特点

眉腰过渡线条为与第5、6、7根眉头线条相呼应，与眉尾第1根线条相衔接，均为向后下的弧线，收笔于眉形下框线，体现眉头与眉尾的自然过渡及毛流汇聚感（图6-20）。

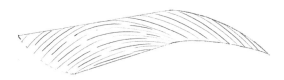

图6-20 眉腰过渡线条排列

（二）绘画步骤及方法

1. 用浅色圆珠笔画好眉形，用自动铅笔填充好眉头、眉尾线条。
2. 分别在眉头第5、6、7、8根线条后画弧线，弧线不能与眉头线条相接，但要呼应成连贯的弧形，弧度与眉头第4根线条与眉尾第1根线条呼应的弧线相一致，收笔于眉形下框线。

（三）技法要点

1. 弧线与眉头线条呼应成弧形但不相接。
2. 弧度与眉头第4根线条与眉尾第1根线条呼应的弧线相协调。

四、辅助线条的穿插排列技法

（一）辅助线条的排列特点

辅助线条是穿插在主线条之间的弧线，以填充主线之间的空隙，辅助线与主线条基本平行，眉头部辅助线的起笔应在主线条起笔点的后方，留出空白表现眉头的虚实渐变，眉尾部辅助线的起笔在眉形上框线，收笔于眉形下框线，眉腰过渡部的辅助线要与主线错落排列，加强过渡效果（图 6-21）。

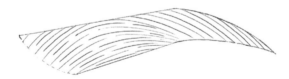

图 6-21 辅助线条的穿插排列

（二）绘画步骤及方法

1. 用浅色圆珠笔画好眉形，用自动铅笔填充好主线条。
2. 眉头部位辅助线条在眉肚线上方起笔，收笔于眉形上框线。
3. 眉腰部位辅助线条起笔于眉肚线上方，与主线错落穿插。
4. 眉尾部位辅助线条起笔于眉形上框线，收笔于眉形下框线。

（三）技法要点

1. 辅助线要与主线条穿插排列，错落有致。
2. 辅助线长度不宜过长。
3. 眉头的辅助线排列要稀疏些，表现眉头的虚感。

五、绒毛线的穿插排列技法

（一）绒毛线的排列特点

绒毛线是模仿眉毛中小绒毛的生长状态的短弧线，在主线和辅助线画好之后穿插在留白处，绒毛线除可填充留白外，其恰当的排列布置还可以表现出眉毛上虚下实、头虚后实的层次感（图 6-22）。

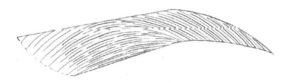

图 6-22 绒毛线条的穿插排列

(二)绘画步骤及方法

1. 用浅色圆珠笔画好眉形,用自动铅笔填充好主线条、辅助线条。
2. 观察留白处,在留白处穿插短的小弧线,即绒毛线。绒毛线的着力轻、色泽浅、长度短,可以与主线及辅助线平行,也可以搭在主线及辅助线上,呈"人"字形,但不可以形成"十"字交叉。
3. 眉头部位不画绒毛线,体现虚感,眉腰及眉尾的下部可多穿插绒毛线,以体现实感。

(三)绒毛线条绘画进阶训练

当掌握了绒毛线条排列的绘画技法后,可以进行进阶训练,用自动铅笔绘画眉形,用可塑性橡皮弱化眉形边框,用自动铅笔绘画主线条、辅助线条及绒毛线条,用2B铅笔强化主线条及辅助线条,用HB铅笔丰富绒毛线条,最后用素描纸擦笔适度晕染,进一步突出绒毛线条的效果,得到仿真度高、生动自然的眉部线条图(图6-23)。

图6-23 绒毛线条绘画进阶训练效果图

(四)技法要点

1. 绒毛线条在留白处穿插排列,错落有致。
2. 绒毛线条以短线条为主。
3. 绒毛线条的穿插要体现眉毛前虚后实、上虚下实的层次感和立体感。

第四节

眉部文饰野生眉线条绘画技法

一、野生眉线条与基础眉线条的异同

（一）相同点

二者均是模仿眉毛的自然形态，要求单根线条呈现"轻—重—轻"的节奏感及弧形的飘动感。

（二）不同点

1. 运笔方法不同

基础眉线条文饰多用手工笔操作，文饰过程中始终是静止的，且重量较轻，线条描绘过程中以腕关节运动为主，指关节运动为辅进行描绘；野生眉文饰多用电动文饰仪进行操作，文饰过程中电动文饰仪内部的马达处于高速运转状态，文饰仪会出现快速震动，且重量较重，线条描绘过程中指关节控制文饰仪保持稳定，腕关节运动文饰线条，故对腕关节的灵活度及指关节的稳定度要求较高。

2. 排列规则不同

基础眉线条文饰用手工笔操作，形成的表皮创伤为线型，线形伤口交叉点会出现创伤反应加重而难留色、易洇色的现象，故手工笔文饰眉部线条以平行排列为主，不允许交叉；野生眉文饰多用电动文饰仪操作，文饰仪文饰形成的表皮创伤为点状，且可以精确控制进针深度，文饰线条的交叉点不会有异常反应，故文饰仪文饰眉部线条可以交叉，灵活排列，仿真度更高，表现力更强。

二、野生眉线条排列形式

野生眉线条排列灵活多样，常见的排列规则有："人"字形组合、平行形组合、交叉形组合、"个"字形组合、"爪"字形组合、"川"字形组合（图6-24）。

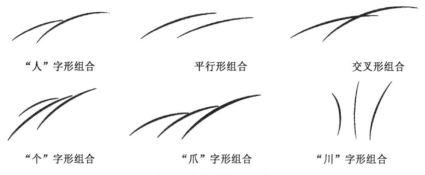

"人"字形组合　　　　　平行形组合　　　　　交叉形组合

"个"字形组合　　　　　"爪"字形组合　　　　　"川"字形组合

图6-24　文饰仪文饰眉部线条常见排列规则

三、野生眉线条排列绘画步骤及方法

（一）野生眉线条排列绘画的基础训练

1. 用浅色圆珠笔确定眉形（眉头留白，给线条留下更多表现空间）及眉毛聚拢线（图6-25）。

图6-25　眉形及聚拢线

2. 描画眉腰下部主线条（图6-26）。

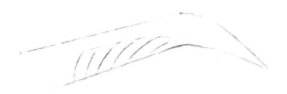

图6-26　眉腰下部主线条

3. 描画眉腰上部主线条及眉尾主线条,眉尾主线条起笔于眉尾上弧线,与眉尾下弧线保持一定的留白(图6-27)。

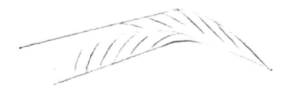

图6-27 眉腰及眉尾主线

4. 以"人"字形组合、"个"字形组合方式穿插眉腰及眉尾辅助线条(图6-28)。

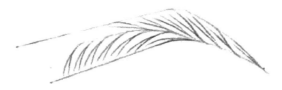

图6-28 眉腰及眉尾辅助线

5. 以"川"字形组合方式描画眉头主线条(图6-29)。

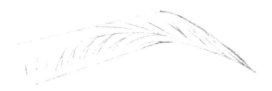

图6-29 眉头主线条

6. 以"人"字形组合、"个"字形组合方式穿插辅助线条(图6-30)。

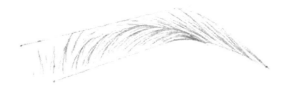

图6-30 辅助线条

7. 在空白处依据前虚后实、上虚下实的原则,以"个"字形组合或平行形组合的形式穿插绒毛线条(图6-31),用2B铅笔强化主线条形态,突出层次感。

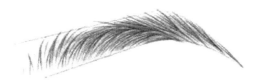

图 6-31　绒毛线条

8. 绘画技法熟练后，用铅笔描绘眉形，用可塑性橡皮弱化眉形框线，之后进行线条绘画，完成线条眉效果绘画（图 6-32）：

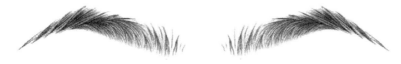

图 6-32　野生眉线条绘画效果

9. 文饰仪文饰眉部线条排列的衍生变化

由于文饰仪文饰眉部线条可以交叠穿插，可以描绘出高度仿真、灵动自然的眉毛线条排列（图 6-33）。掌握线条排列的绘画技能后大家可以临摹一下作品，提高对眉部仿真线条的认识：

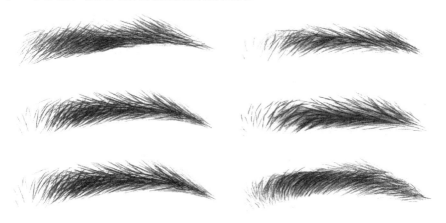

图 6-33　野生眉线条排列的衍生变化

（二）野生眉线条排列绘画的进阶训练

软笔相较硬笔，在表现眉毛质感上更具优势，当掌握了用自动铅笔绘画整体线条排列后，可以进行进阶训练，准备好国画勾线笔，墨汁用清水调为深浅两个色调（图 6-34），用自动铅笔确定眉形及聚拢线（图

6-35），用国画勾线笔蘸取深色墨汁描画主线条及辅助线条，蘸取浅色墨汁描画绒毛线（图6-36），完成后用橡皮擦去眉形确定线及聚拢线，得到仿真度高、层次感强的眉部线条图（图6-37）。

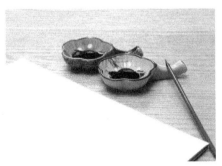 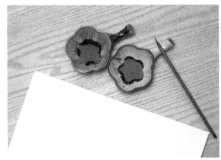

图6-34　野生眉线条排列绘画的进阶训练用品

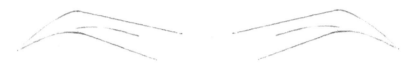

图6-35　自动铅笔确定眉形及聚拢线

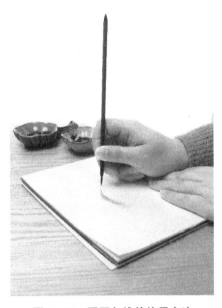

图6-36　国画勾线笔使用方法

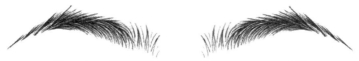

图 6-37 野生眉整体排列绘画的进阶训练效果图

这样的训练可以帮助我们增进手部关节的灵活性与稳定性,提升眉部美学修养。大家可以临摹眉部线条绘画作品进行进阶训练。

四、技法要点

1. 眉形设计可略去眉肚弧线,给予眉头线条更大的表现空间。
2. 眉腰部位线条和眉尾前部线条要有聚拢效果。
3. 线条组合要错落有致,不可杂乱无章,体现虚实变化。

第五节

眉部文饰雾妆眉绘画技法

一、雾妆眉的特点

雾妆眉有粉雾眉、粉黛眉等多种名称,是以点刺的手法将半永久色乳植入真皮浅层,形成点状着色,随着色乳在皮肤内的晕散,形成眉粉化妆的效果,似雾笼罩在原生眉毛上,时尚又自然,故称为雾妆眉。

雾妆眉具有浅淡自然,虚实渐变的特点(图 6-38):

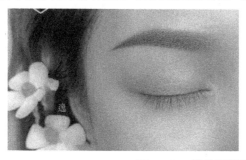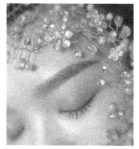

图 6-38 雾妆眉效果

雾妆眉虚实渐变的规则如下（图6-39）：

图6-39 雾妆眉着色渐变规则

二、雾妆眉的常用绘图技法

(一) 雾妆眉点刺绘图技法

1. 定眉形：用自动铅笔笔点好眉形边框（图6-40）。

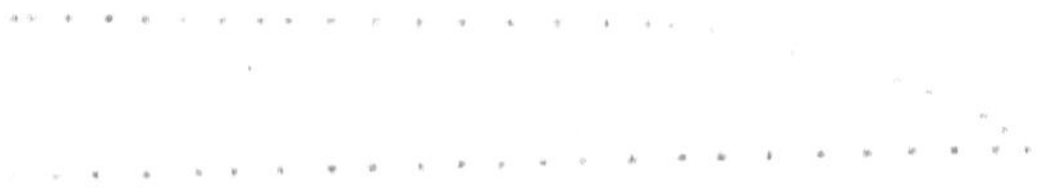

图6-40 定眉形

2. 打底色：自动铅笔垂直点画着色点，均匀铺满整个眉形，眉头稀疏（图6-41）。

图6-41 打底色

3. 做渐变：依据雾妆眉渐变规则，将着色点加深加密，过渡到边缘和眉头，做到前虚后实，上虚下实（图6-42）。

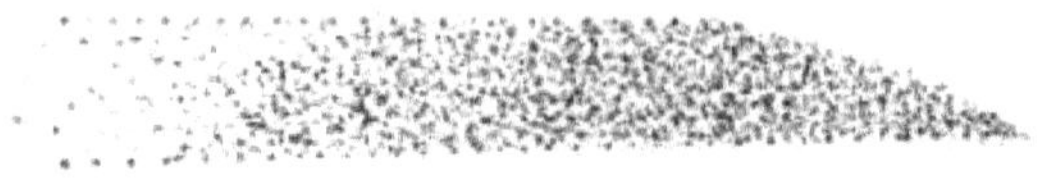

图6-42 做渐变

4. 检查效果：边做边观察形态，及时调整，使眉毛过渡自然，层次感强（图6-43）。

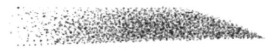

图6-43 检查效果

（二）雾妆眉排线绘图技法

1. 平行排线画眉法绘画步骤及方法如下：

（1）画出一字眉眉形边框（图6-44）。

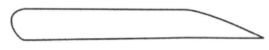

图6-44　画眉形

（2）铅笔削尖以平行长线条方法排列线条（图6-45）。

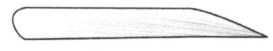

图6-45　一层排线

（3）第一遍排线颜色填满眉形框后开始第二遍排线，眉尾开始加深颜色（图6-46）

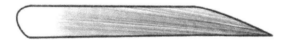

图6-46　二层排线

（4）着重加深眉腰与眉尾的颜色（图6-47）

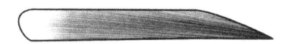

图6-47　三层排线

（5）用比较柔和的线条画出眉头，如果眉头颜色画太重了可以用素描纸擦笔修正一下（图6-48）。

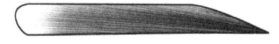

图6-48　眉头排线

（6）过渡好眉头与眉腰之间的颜色（图6-49）。

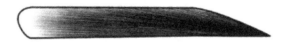

图6-49　过渡

（7）去除眉头边框后的效果（图6-50）

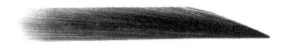

图 6-50 效果

2. 斜线画眉法（欧式眉）绘画步骤及方法如下：

（1）画出欧式眉边框（图 6-51）。

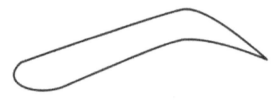

图 6-51 画眉形

（2）用铅笔或者彩铅，作圆弧斜线放射状到眉上框线和眉头的位置（图 6-52）。

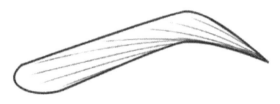

图 6-52 一层排线

（3）在画好的线里面填线条逐渐平铺加密（图 6-53）。

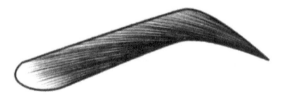

图 6-53 二层排线

（4）眉腰眉尖处逐渐加深，眉头淡淡过渡，塑造深浅明暗，眉头笔触要轻，整体要有轻重渐变（图 6-54）。

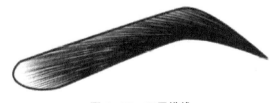

图 6-54 三层排线

（5）加深眉峰眉尾的颜色，注意眉毛"上轻下重，前轻后重"，上眉峰颜色要淡一些，不能比下眉峰颜色深（图6-55）。

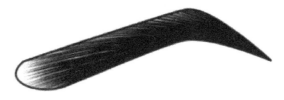

图6-55 四层排线

（6）去除边框后的效果（图6-56）。

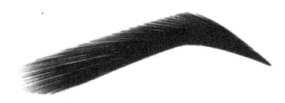

图6-56 效果

3. 平涂画眉法（标准眉）绘画步骤及方法如下：

（1）画出标准眉眉形边框（图6-57）。

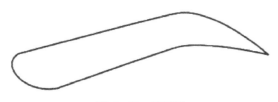

图6-57 画眉形

（2）平涂要拿捏好轻重，采用轻重轻的手法，线条略带弧度，不要有顿点，深浅要一致，下笔力度均匀。这个多练习下就很好掌握，关键还是下笔的力道要均匀（图6-58）。

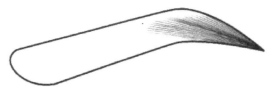

图6-58 一层排线

（3）第一遍平涂完成后，再平涂第二遍，整体眉毛颜色加深（图6-59）。

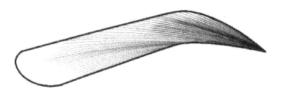

图 6-59 二层排线

(4) 开始加深眉峰至眉尾的颜色 (图 6-60)。

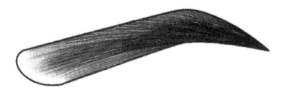

图 6-60 三层排线

(5) 加深眉峰眉尾的颜色,注意眉毛"上轻下重,前轻后重",上眉峰颜色要淡一些,不能比下眉峰颜色深 (图 6-61)。

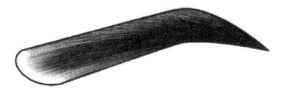

图 6-61 四层排线

(6) 眉头笔触要轻,加深眉腰和眉尖的深浅,整体要有轻重渐变 (图 6-62)。

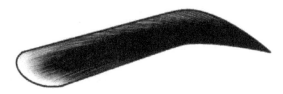

图 6-62 五层排线

(7) 去除边框后的效果 (图 6-63)。

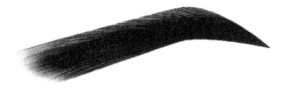

图 6-63 效果

三、技法要点

1. 雾妆眉点刺绘图中笔尖要与纸面垂直。
2. 雾妆眉排线画法中线条要流畅，下笔力度要均匀。
3. 眉毛颜色要虚实渐变，边缘清晰流畅。

眉部线条文饰技术划刺技法

一、训练用品准备

文饰练习皮（平面）、文饰手工笔（"十"字口）、文饰排针（斜口，12或14针）、电动文饰仪、电动文饰仪全抛式一体针（半壁，"U"形）、手工文饰线条眉色膏（中咖啡或深咖啡色）、文饰仪文饰线条眉色乳（中咖啡或深咖啡色）、色料戒指杯、文饰用品架、文饰指套或手套、脱脂棉、文饰练习皮擦拭油。

二、训练步骤及方法

（一）手工文饰笔在文饰练习皮上的线条划刺技法训练

1. 安装排针：打开文饰排针的包装取出针片，将文饰手工笔的螺纹旋口松开，将针片的针柄卡入"十"字口，使针片与手工笔成斜角，长针一侧向外，针片的角度及露出的长度视使用者习惯而定，调整好后将螺纹旋口旋紧，将针片稳定地固定于手工笔上（图6-64）。

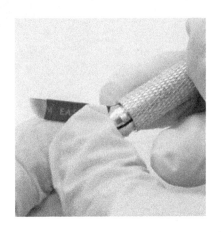
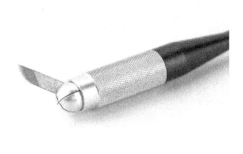

图 6-64　文饰排针针片的固定

2. 准备练习皮及色膏：将练习皮平放于桌面，取少量手工文饰线条眉色膏于色料戒指杯中，用排针针尖蘸取少量色膏，注意色膏蘸取要少量，否则色膏过多容易遮盖操作部位（图 6-65）。

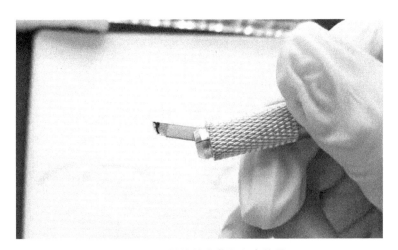

图 6-65　排针针尖蘸取色膏的量

3. 划刺：端坐于桌前，将戒指杯戴在左手食指或中指，左手固定练习皮，右手拇指、食指和中指持手工笔，排针针片垂直于皮面，短针在前，长针在后，以腕关节的运动带动排针针尖运动，以"轻—重—轻"的用力节奏，在练习皮上划刺弧线（图 6-66）。

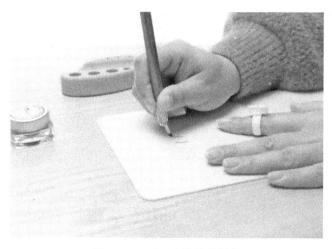

图 6-66 手工文饰笔的划刺

4. 观察：用脱脂棉蘸取练习皮擦拭油轻轻擦去浮色，观察效果（图 6-67）。

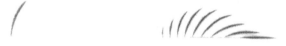

图 6-67 手工文饰笔的划刺效果

(二) 电动文饰仪在文饰练习皮上的线条划刺技法训练

1. 检查电动文饰仪：接通电动文饰仪电源，打开开关，检查文饰仪是否运转正常后关闭开关；

2. 安装文饰针：打开电动文饰仪全抛式一体针包装，取出文饰针，固定于电动文饰仪螺口处，确保固定牢靠（图 6-68）。

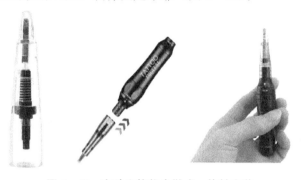

图 6-68 电动文饰仪全抛式一体针安装

3. 调节出针长度：打开电动文饰仪开关，调节出针旋钮，调整出针长度在 1 mm 左右；关闭开关，将电动文饰仪放置于文饰用品架上。

4. 准备练习皮及色乳：将练习皮平放于桌面，取适量文饰色乳于戒指杯中（图 6-69）。

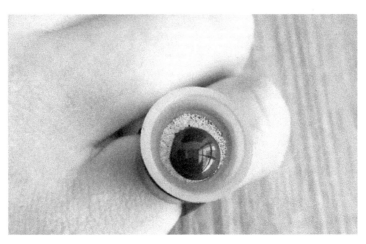

图 6-69　取适量文饰色乳于戒指杯

5. 划刺：戴好指套或手套，端坐于桌前，将戒指杯戴在左手食指或中指上，右手拇指、食指和中指持电动文饰仪，文饰针有壁一侧朝向手心，无壁一侧朝向拇指（图 6-70）。打开电动文饰仪开关，左手固定练习皮，用文饰针针尖吸取少量色乳，文饰针片垂直于皮面，有壁一侧紧贴练习皮，以腕关节的运动带动排针针尖，以"轻—重—轻"的用力节奏，在练习皮上划刺弧线（图 6-71）。

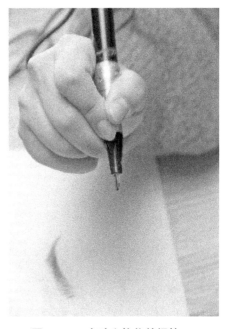

图 6-70　电动文饰仪的握持

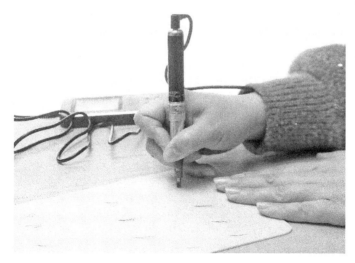

图 6-71　电动文饰仪的划刺

6. 观察：用脱脂棉蘸取练习皮擦拭油轻轻擦去浮色，观察效果（图 6-72）。

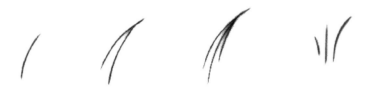

图 6-72　电动文饰仪的划刺效果

三、技法要点

1. 针片、针尖与练习皮皮面保持垂直。

2. 划刺用力以"轻—重—轻"节奏匀速进行，使线条呈现"细—粗—细"的均匀弧形过渡。

3. 入针深度在 1 mm 左右，过深会使皮损加深，过浅则不易留色。

4. 用电动文饰仪进行划刺技法训练时，用拇指、食指和中指控制好文饰仪的震动，确保运针平稳。

第七节

手工文饰笔文饰基础线条眉在练习皮上的训练

一、用品准备

文饰练习皮(平面)、文饰手工笔(十字口)、飘眉排针、线条眉文饰色膏(深咖色)、色料戒指杯、文饰用品架、脱脂棉、练习皮擦拭油(或橄榄油)、直尺、自动铅笔、橡皮。

二、训练步骤及方法

(一)眉形及主线条设计

在文饰练习皮上用自动铅笔画好想要的眉形,描画好聚拢线及主线条,对眉部线条排列掌握熟练者也可不画主线条(图6-73)。

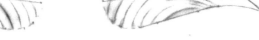

图6-73 眉形及主线条设计

(二)文饰手工笔准备

将文饰排针针片固定于手工笔上,放置于文饰用品架上。

(三)线条划刺

1. 取适量色乳于戒指杯中,戴好指套或手套,将戒指杯戴在左手食指或中指上。

2. 右手持手工笔,用排针针尖蘸取少量色膏。

3. 端坐于桌前,左手压住练习皮防止其滑动,同时左手食指、中指压在眉形上下(不可接触眉形框线),模拟在皮肤上的正确压指绷撑动作。右手执笔,针片与练习皮垂直,利用手腕上下摆动,针片弧面的短侧起笔,继而向前,按照"轻—重—轻"的着力节奏划出弧形线条,入针深度在1 mm左右。练习皮可以随时旋转角度,以适应操作的需要(图6-74)。

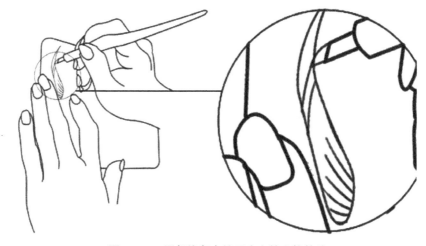

图6-74 眉部线条在练习皮上的文饰技法

4. 按照眉部文饰线条排列的要求,用文饰手工笔文饰完成主线条与辅助线条的文饰。

5. 用脱脂棉蘸取练习皮擦拭油(或橄榄油)擦去浮色。

6. 观察线条,在未能留色处做补充操作。

7. 在留白处文饰绒毛线条。

8. 用脱脂棉蘸取练习皮擦拭油(或橄榄油)擦去浮色。

9. 观察文饰效果,进行补充与修正,完成作品(图6-75)。

图6-75 手工文饰笔在练习皮上文饰线条眉效果

三、技法要点

1. 针片保持与皮面垂直，否则留色后线条会有加粗。
2. 进针深度保持在 1 mm 左右，模拟针片在面部皮肤上的进针深度。
3. 初学者不易掌握好力度，在进行"轻—重—轻"的线条文饰中，线条两端容易出现不留色的现象，要注意补色。
4. 主线条与辅助线条文饰入针要略深，留色略实，绒毛线条入针要略浅，留色略虚，体现层次感。

第八节

电动文饰仪文饰野生眉在练习皮上的训练

一、用品准备

文饰练习皮（平面）、电动文饰仪、电动文饰仪全抛式一体针（半壁，"U"形）、文饰仪文饰线条眉色乳（中咖或深咖色）、色料戒指杯、文饰用品架、文饰指套或手套、脱脂棉、文饰练习皮擦拭油（或橄榄油）、直尺、自动铅笔、橡皮。

二、训练步骤及方法

（一）眉形及主线条设计

在文饰练习皮上用自动铅笔画好想要的眉形，描画好聚拢线及主线条，对眉部线条排列掌握熟练者也可不画主线条（图 6-76）。

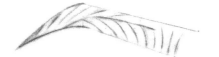
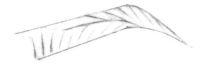

图 6-76　眉形及主线条设计

（二）电动文饰仪调试

1. 检查电动文饰仪：接通电动文饰仪电源，打开开关，检查文饰仪是否运转正常后关闭开关。

2. 安装文饰针：打开电动文饰仪全抛式一体针包装，取出文饰针，固定于电动文饰仪螺口处，确保固定牢靠。

3. 调节文饰仪转速及出针长度：打开电动文饰仪开关，调节至合适转速，调节出针旋钮，调整出针长度在 1 mm 左右；关闭开关，将电动文饰仪放置于文饰用品架上。

（三）线条划刺

1. 取适量色乳于戒指杯中，戴好指套或手套，将戒指杯戴在左手食指或中指上。

2. 端坐于桌前，右手持电动文饰仪，文饰针有壁一侧朝向手心，无壁一侧朝向拇指。打开电源开关，左手压住练习皮防止其滑动，同时左手食指、中指压在眉形上下（不可接触眉形框线），模拟在皮肤上的正确压指绷撑动作。用文饰针针尖吸取少量色乳，文饰针片垂直于皮面，有壁一侧紧贴练习皮，以腕关节的运动带动排针针尖，以"轻—重—轻"的用力节奏，划刺主线条。

3. 观察调整：用脱脂棉蘸取练习皮擦拭油轻轻擦去浮色，观察效果，对未能留色部位进行补充操作。

4. 穿插辅助线条：同上方法，"人"字形组合、"个"字形组合、平行形组合等方式穿插辅助线条。

5. 观察调整：用脱脂棉蘸取练习皮擦拭油轻轻擦去浮色，观察效果，未能留色部位补充操作。

6. 穿插绒毛线：同上方法，在空白处依据前虚后实、上虚下实的原则,以"个"字形组合或平行形组合的形式穿插绒毛线条。

7. 观察调整:用脱脂棉蘸取练习皮擦拭油轻轻擦去浮色,观察效果,未能留色部位补充操作。

8. 同上方法完成另一侧眉毛的文饰。

9. 观察调整:观察两侧眉毛形态,对不对称或不完美的地方再做修正即可(图6-77)。

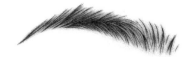 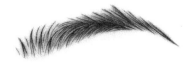

图6-77 电动文饰仪在练习皮上文饰线条眉效果

三、技法要点

1. 文饰针每次吸取色乳的量要少,吸取色乳过多,操作过程中会出现色乳遮挡视线,要少吸色乳,勤吸色乳。

2. 绒毛线条的划刺比主线条及辅助线条的划刺用力略轻,入针略浅,留色略淡,体现层次感。

3. 入针深度在1mm左右,过深会使皮损加深,过浅则不易留色。

第九节 手工笔点刺雾妆眉在练习皮上的训练

一、用品准备

文饰练习皮(平面)、文饰手工笔("十"字口)、文饰手工点雾笔(圆口)、飘眉12针、点刺针(圆3)、文眉色料(膏体、深咖色)、雾眉专用色乳、色料戒指杯、色料小勺、手工笔架、脱脂棉、练习皮擦拭油（或橄榄油）、直尺、铅笔、橡皮。

二、实训步骤及方法

（一）手工文饰点雾笔及点刺针的固定方法

使用时，将手工点雾笔的螺纹旋口松开，将点刺针的针柄垂直插入"十"字口中间的圆孔，点刺针露出的长度视使用者习惯而定，调整好后将螺纹旋口旋紧，将点刺针稳定地固定于点雾笔上。垂直握手工笔，使针片与平面皮保持垂直。

（二）雾妆眉点刺技术在练习皮上的训练方法

1. 训练前准备

（1）将点刺针片固定于手工笔上，放置于手工笔架上（图6-78）。

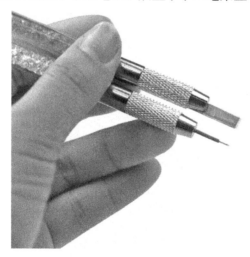

图6-78 文饰点刺针的安装固定

（2）将适量雾眉专用色乳置于色料戒指杯中。

2. 训练方法

（1）在练习皮上用自动铅笔画好眉形。

（2）用手工打雾针蘸取雾眉专用色料，在眉形范围内垂直于练习皮进行点刺,做第一层点刺平铺,布点均匀稀疏,点刺深度为 1 mm 左右(图 6-79)。

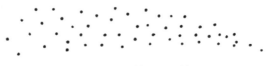

图 6-79　第一层平铺

(3) 用脱脂棉蘸取练习皮擦拭油(或橄榄油)擦去浮色,在第一层平铺的基础上完成第二层平铺,布点均匀,眉头稀疏,点刺深度为 1 mm 左右(图 6-80)。

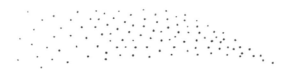

图 6-80　第二层平铺

(4) 用脱脂棉蘸取练习皮擦拭油(或橄榄油)擦去浮色,在第二层平铺的基础上完成第三层平铺,布点均匀,眉头稀疏,点刺深度为 1 mm 左右(图 6-81)。

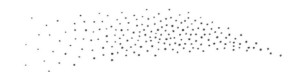

图 6-81　第三层平铺

(5) 用脱脂棉蘸取练习皮擦拭油(或橄榄油)擦去浮色,在第三层平铺的基础上完成第四层平铺,布点均匀,眉头稀疏,点刺深度为 1 mm 左右(图 6-82)。

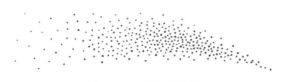

图 6-82　第四层平铺

(6) 用脱脂棉蘸取练习皮擦拭油(或橄榄油)擦去浮色,在第四层平铺的基础上进行调整与修型,使点刺的布点符合雾妆眉的层次渐变规律

（图 6-83）。

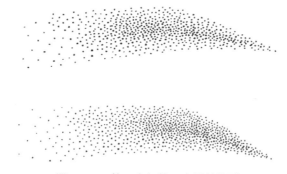

图 6-83　第一次与第二次调整修型

（7）用脱脂棉蘸取练习皮擦拭油（或橄榄油）擦去浮色，观察效果，做细微调整，完成作品（图 6-84）。

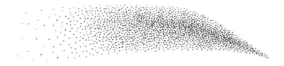

图 6-84　效果

三、技法要点

1. 手工点雾一般用雾眉专用色料，练习也可以使用液体色料，推荐使用中咖啡色，雾眉用色料的颜色要比线条眉色料的颜色浅。

2. 点刺针点刺时保持与练习皮垂直，进针深度 1 mm 左右。

3. 手工点雾会出现不易留色现象，可反复多次操作。

4. 要以眉毛的层次感和立体感美学为依据，以点刺布点不同的密度来体现美学特点。

第七章
眼部美容文饰基本功训练

第一节
美睫线及美瞳线设计绘图技法

一、美睫线及美瞳线的概念及意义

美睫线在睫毛根部的眼尾处拉出，可达到拉长双眼，调整眼形的效果，有淡妆感，既实用又不夸张，非常适合不会画眼线的人。操作区域虽小，效果却犹如画龙点睛，可以让睫毛看起来更加浓密修长，眼睛更加楚楚动人、妩媚可爱。

美睫线可以使睫毛显得浓密有神韵，从而放大双眼，达到睁眼无痕、闭眼有神的效果。美睫线一般都很细很自然，可在视觉上拉长眼型（图7-1）。标准美睫线长度为眼睫毛的第一根到最后一根的长度，位置靠近眼球黏膜，离眼球较近（图7-2）。

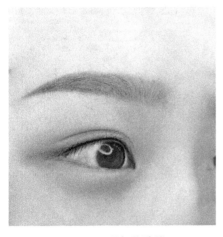

图7-1 眼部美睫线

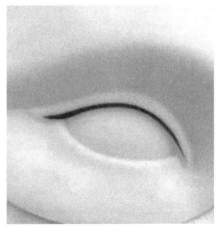

图7-2 美睫线形态

美瞳线是半永久化妆中基于文眼线又优于文眼线的一种美容文饰术。它是使用机器在睫毛之间与结膜内侧添加文饰着色，将睫毛根部和靠近根部的褐灰线以上黏膜着色，让瞳孔看起来变大，甚至不用戴美瞳就能使眼睛看起来水灵而有神（图7-3）。美瞳线整体比美睫线稍粗，长度在眼尾处向外自然平拉2 mm左右。位置在睫毛靠上一点，眼线和眼球之间容易有留白（图7-4）。

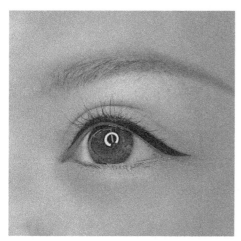

图7-3　眼部美瞳线

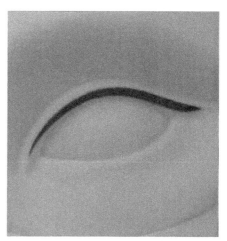

图7-4　美瞳线形态

二、美睫线及美瞳线设计绘画步骤及方法

（一）美睫线绘画步骤及方法

美睫线的绘画步骤及方法如下（图7-5）：

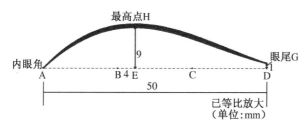

图7-5　美睫线的绘画图示

1. 先画一条5 cm长的线段，平均分成3份，分别取点A、B、C、D，

其中 A 为内眼角。

2. 在 B 点右方 4 mm 处确认 E 点，E 点上方 9 mm 确认 H 点，H 点就是美睫线的最高点，在 D 点上方 1 mm 确认 G 点，G 点就是美睫线的眼尾点。

3. 用圆滑弧线连接 A、H、G 点，美瞳线完成。

(二) 美瞳线绘画步骤及方法

美瞳线的绘画步骤及方法如下（图 7-6）：

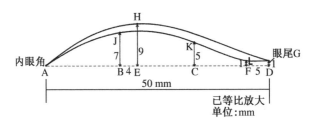

图 7-6　美瞳线的绘画图示

1. 先画一条 5 cm 长的线段，平均分成 3 份，分别取点 A、B、C、D，其中 A 为内眼角。

2. 在 B 点上方 7 mm 处确认 J 点，在 C 点上方 5 mm 处确认 K 点，在 D 点上方 1 mm 处确认 G 点（眼尾），D 点左方 5 mm 处确定 F 点，在 F 点上方 1 mm 处确认 L 点。

3. 在 B 点右方 4 mm 处确认 E 点，E 点上方 9 mm 确认 H 点。H 点是美瞳线的最高点。

4. 用圆滑弧线连接 A、J、K、L、G，组成美瞳线的下边线。

5. 用圆滑弧线连接 A、H、G，组成美瞳线的上边线。

6. 再按如下顺序逐渐填充，直至完全填满，美瞳线完成（图 7-7）。

①从最高点 H 开始向眼尾画（圆弧形）。

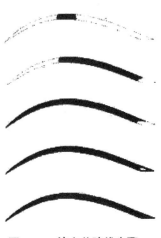

图 7-7　填充美瞳线步骤

②从最高点 H 往后 2/3 处为平型长方形（等宽）。
③从最高点 H 向内眼角成半弧形，由粗到细到尖。
④操作眼尾，先定型后定色（弧度要柔和圆润）。
⑤精修边缘，型面光滑，眼尾高于内眼角。

三、技法要点

（一）美睫线

1. 本技法设定美睫线两端稍细，中间较粗。在实际设计中，可根据顾客的具体情况稍作调整，但总体形态应大致不变。

2. 弧线要自然流畅，符合美学要求。

3. 美睫线最高点的位置在实际设计中，可根据顾客的具体情况进行微调，但总体应自然，不可太夸张。

4. 左右美睫线要对称。

（二）美瞳线

1. 本技法设定美瞳线向外眼角逐渐变粗，在实际设计中，要适应顾客的具体情况，但总体形态应大致不变。

2. 弧线要自然流畅符合美学要求。

3. 美瞳线最高点的位置可根据顾客的具体情况进行微调，但总体应自然、协调，不可太夸张。

4. 左右美瞳线要对称。

第一节
美瞳线文饰技术在练习模块上的训练

一、用品准备

电动文饰仪、半永久文饰全抛式一体针（单针）、美瞳线专用色乳、色料杯、文饰用品架、文饰立体硅胶头模及眉眼唇模块、脱脂棉、练习皮擦拭油（或橄榄油）、眼线笔。

二、训练步骤及方法

（一）训练前准备

检查电动文饰仪是否正常，将半永久纹饰全抛式一体针（单针）安装稳妥，调节好出针长度，放置于文饰用品架上，将色乳滴入色料杯（图7-8）。

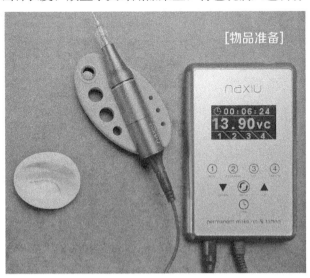

图7-8　美瞳线文饰练习的物品准备

（二）训练方法

1. 用眼线笔在练习模块上眼睑缘处设计好美睫线及美瞳线形态。
2. 打开电动文饰仪电源开关，以针尖接触色乳，吸取少量色乳。
3. 左手控住练习模块，防止滑动。
4. 右手持电动文饰仪，使针尖轻触美睫线及美瞳线设计线，从线条中部开始文饰，进针深度 0.7~1.5 mm，以"进一退一"的手法沿设计线推进，完成边框文饰（图 7-9）。

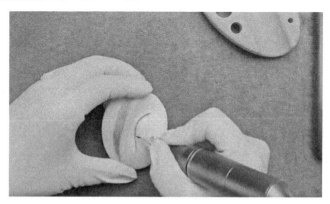

图 7-9　美睫线及美瞳线边框文饰

5. 右手持电动文饰仪，使针尖轻触美睫线及美瞳线边框内部区域进行文饰，进针深度 0.7~1.5 mm，以"进一退一"的手法向内眼角方向推进；做好前半段后，从中部以"进一退一"的手法向外眼角方向推进，完成后半段，将美睫线及美瞳线形态文饰完整（图 7-10）。

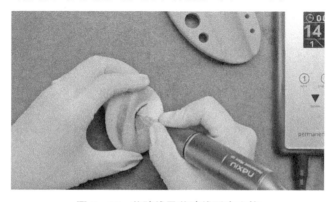

图 7-10　美睫线及美瞳线形态文饰

6. 用脱脂棉蘸取练习皮擦拭油（或橄榄油）擦去浮色。

7. 依以上方法重复操作3～5遍。

8. 针尖沿着美睫线及美瞳线内外侧边缘以"进一退一"的手法推进，进一步修饰边缘，使美睫线及美瞳线边缘光滑流畅，可重复3～5遍。

9. 用脱脂棉蘸取凡士林（或橄榄油）擦去浮色，完成。

三、技法要点

1. 电动文饰仪推进的速度要适中、均匀。速度过快，不易留色；速度太慢，易着色过深，若在顾客眼睑操作，还易使眼睑损伤过重而过度肿胀。

2. 美睫线及美瞳线操作不易一遍留色，故需操作3～5遍，最终留色效果要匀而实。

3. 美睫线及美瞳线边缘的文饰非常关键，操作时要保持手部的稳定，确保边缘线光滑流畅。

第八章
唇部美容文饰基本功训练

第一节
唇形设计绘图技法

一、唇部文饰唇形设计的原则

唇部文饰设计中，唇型的设计必须符合个体的唇形、脸形、鼻形、眼形、年龄；设计唇形时，应注意上下的比例关系，但无论是外扩文饰还是内收文饰都应紧靠原唇红线进行，不超过原唇红线 1.5 cm。

脸形宽阔、下巴宽大的顾客，应设计饱满、圆润的唇形；脸形狭窄、下巴瘦尖的顾客，应设计小巧的唇形；嘴唇下垂的顾客，给人衰老哀怨的感觉，在唇形设计时，应该把下唇线向嘴角方向延长，上唇的长度略为收缩，使嘴角有提升感。

无论设计何种唇形设计，均应曲线优美，形随峰变，不离红线，注重整体。

二、唇形设计绘画的步骤与方法

（一）标准唇形绘画的步骤与方法

1. 确定口裂基准线：用铅笔画一条 4.5 cm 的虚线为口裂基准线 AA′，在左右 1/3 处确定 B 及 B′点（图 7 - 11）。

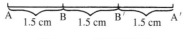

图 7 - 11　口裂基准线

2. 确定唇峰点、下唇缘点与唇谷点：在 B 点与 B′点垂直上方 8 mm 处确定 C 点与 C′点，C 点与 C′点即为左右唇峰点；在 B 点与 B′点垂直下方 10 mm 处确定 D 点与 D′点，D 点与 D′点即为左右下唇缘点；在口裂基准线中点垂直上方 5 mm 处确定 E 点，E 点即为唇谷点（图 7-12）。

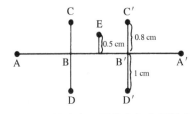

图 7-12 唇峰点、唇缘点与上唇缘中点

3. 确定唇形轮廓：将 A、C、E、C′、A′、D′、D 间用直线连接，即为唇形轮廓（图 7-13）。

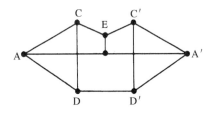

图 7-13 唇形轮廓

4. 描画唇线：选择你喜欢的红色系彩色铅笔，将唇形轮廓用弧线勾勒成唇形（图 7-14）。

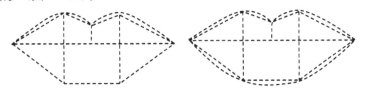

图 7-14 上、下唇线形态

5. 用红色系彩色铅笔在口裂基准线上弧形勾勒出唇珠及唇珠旁沟形态（图 7-15）。

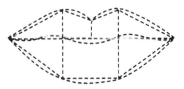

图 7-15 唇珠及唇珠旁沟形态

6. 用橡皮擦去唇形轮廓线，用红色系彩色铅笔填充唇色，观察效果。

(二) 花瓣唇绘画的步骤与方法

1. 确定口裂基准线：用铅笔画一条 4.5 cm 的虚线为口裂基准线 AA′。

2. 确定唇峰点与下唇缘点：在口裂基准线上确定左右 1/4 点 B 点与 B′点，在 B 点与 B′点垂直上方 8 mm 处确定 C 点与 C′点，C 点与 C′点即为左、右唇峰点，在 B 点与 B′点垂直下方 10 mm 处确定 D 点与 D′点，D 点与 D′点即为左、右下唇缘点。

3. 确定上唇缘中点：在口裂基准线中点垂直上方 5 mm 处确定 E 点，E 点即为上唇缘中点。

4. 确定唇形轮廓：将 A、C、E、C′、A′、D′、D 点用直线连接，即为唇形轮廓。

5. 描画唇线：选择你喜欢的红色系彩色铅笔，将唇形轮廓用弧线勾勒成唇形；用深一度的红色系彩色铅笔在口裂基准线上弧形勾勒出唇珠及唇谷形态（图 7-16）。

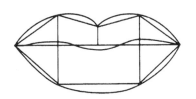

图 7-16　花瓣唇唇形效果

6. 用橡皮擦去唇形轮廓线，用红色系彩色铅笔填充唇色，观察效果。

三、技法要点

1. 唇峰、唇珠、唇谷、下唇缘形态要以圆润的弧线勾勒，凸显女性唇部的柔和感。

2. 唇形要左右对称。

3. 调整唇峰点和下唇缘点的位置，可以设计出不同风格的唇形。

第二节 唇部文饰技术在练习模块上的训练

一、用品准备

电动文饰仪、半永久文饰全抛式一体针（单针及圆3针）、唇部专用色乳、色料杯、文饰用品架、文饰立体硅胶头模及眉眼唇模块、脱脂棉、练习皮擦拭油（或橄榄油）、唇线笔。

二、训练步骤及方法

（一）训练前准备

检查电动文饰仪是否正常，将半永久纹饰全抛式一体针（单针）安装稳妥，调节好出针长度，放置于文饰用品架上，将色乳滴入色料杯（图7-17）。

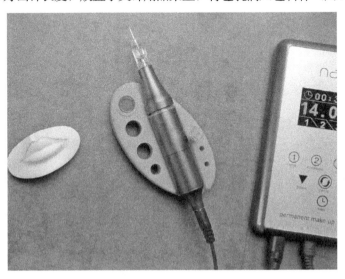

图7-17 唇部文饰练习的物品准备

(二) 唇线文饰操作

1. 用唇线笔在练习模块上设计好唇线形态。
2. 打开电动文饰仪电源开关，以针尖接触色乳，吸取少量色乳。
3. 左手控住练习模块，防止滑动。
4. 右手持电动文饰仪，使针尖轻触唇形设计线，进针深度 0.7～1.5 mm，以"进一退一"的手法沿设计线推进，也可用点刺法点刺唇线，达到唇部与面部皮肤自然衔接过渡的效果（图 7-18）。

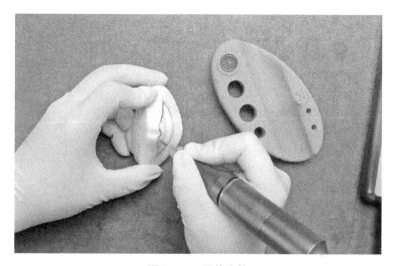

图 7-18　唇线文饰

5. 用脱脂棉蘸取练习皮擦拭油（或橄榄油）擦去浮色，完成唇线文饰。

(三) 唇面文饰

1. 取下半永久文饰全抛式一体针（单针），放置于文饰用品架，更换安装半永久文饰全抛式一体针（圆 3 针），安装稳妥，调整出针长度，放置于文饰用品架。
2. 打开电动文饰仪开关，右手持电动文饰仪，用针尖吸取适量色乳，针尖轻触唇形内部区域进行文饰，进针深度 0.7～1.5 mm，以打圈或"Z"形的手法将唇面文饰完整（图 7-19）。

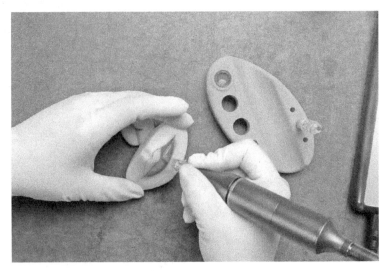

图 7-19 唇面文饰

3. 用脱脂棉蘸取练习皮擦拭油（或橄榄油）擦去浮色。

4. 依以上方法重复操作 3~5 遍。

(四) 调整修形

1. 仔细观察唇面留色情况，对留色不均匀处进行修补，确保唇面留色均匀一致。

2. 电动文饰仪更换单针，针尖沿唇形以"进一退一"的手法进一步修饰，使唇线光滑流畅。

3. 用脱脂棉蘸取凡士林（或橄榄油）擦去浮色，完成。

三、技法要点

1. 电动文饰仪推进的速度要适中、均匀。

2. 唇面文饰可操作 3~5 遍，留色效果要均匀、饱满。

3. 唇线要求光滑流畅。

下篇

美容文饰技术服务

第九章
雾妆眉文饰服务流程、方法及术后护理

一、服务用品准备

眉笔、修眉刀、修眉剪、无菌手术设计定位笔、文饰专用保鲜膜、一次性无菌帽、无菌棉签、无菌纱布、无菌手套、一次性隔离衣、生理盐水、75%乙醇、0.1%新洁尔灭消毒液、利多卡因乳膏、雾妆眉文饰专用色乳、色料戒指杯、文饰用品架、文饰手工笔、电动文饰仪、文饰点刺针、电动文饰仪全抛式一体针（单针或圆3针）、术中液体麻药、眉部固色剂、眉部文饰术后修复膏。所有操作流程中都应一人一针。

二、雾妆眉文饰技术操作的适应证与禁忌证

（一）适应证

1. 不理想的眉形：如八字眉、眉形残缺、眉形过宽或过于平直。
2. 由于疾病或其他原因引起的眉毛脱落。
3. 眉毛稀疏、色浅。
4. 外伤或手术引起的眉毛缺损、眉中瘢痕。
5. 因职业需要而无时间画眉者。
6. 两侧眉形不对称、眉形不理想或对原眉形不满意者。

（二）禁忌证

1. 面部或眉区有感染者。
2. 眉区有病变者，如血管瘤、皮脂腺囊肿、脂溢性皮炎等。
3. 瘢痕体质者。
4. 精神神经障碍者，对文眉术后效果要求脱离实际或期望过高者。

5. 对色料过敏者。

6. 有血液病，如血友病、血小板减少症的人群。

7. 为避免交叉感染，不应对患有乙型肝炎等传染病的顾客进行文眉操作。

8. 先天性或后天性上睑下垂者，患侧眉毛位置往往高于健侧，在眉形设计时极易造成误差，常常导致文饰术后效果不满意，故为眉部文饰术禁忌。

三、服务流程及方法

（一）术前设计

1. 沟通：美容文饰师与顾客亲切沟通，了解顾客身体状况及病史，判断顾客是否符合眉部文饰技术操作适应证，是否有眉部文饰技术操作禁忌证，以确定该顾客是否适合进行眉部文饰技术操作。在适合进行操作的前提下，进一步了解顾客的性格气质、审美喜好及期望效果。告知顾客操作的基本流程、注意事项及可能出现的问题。

2. 选择色料：为顾客介绍色料的种类、色号及其术后效果，根据顾客的肤色、发色、年龄、经济承受能力等因素推荐适合的色料，在充分沟通的基础上，确定色料。

3. 签署同意书：顾客同意操作后，请其签署医学美容文饰技术告知同意书。

（二）建立顾客档案

将客户的基本信息、既往情况、色料选定情况等进行记录，建立顾客档案。

（三）文饰操作

1. 清洁及消毒：帮顾客戴一次性无菌帽，用75％乙醇或0.1％新洁尔灭溶液对顾客的眉毛及周围皮肤进行清洁消毒。如有化妆要先行卸妆。

2. 设计眉形：顾客端坐于化妆镜前，美容文饰师站立于顾客的左前方或右前方，根据顾客的肤色、发色、年龄等选择适合的眉笔，根据顾客的脸型、气质、年龄等为顾客勾勒眉形，嘱顾客仔细观察，依据自己的审美喜好提出意见及建议，美容文饰师根据顾客的意见及建议进行适当调整，直到顾客满意为止（图9-1）。

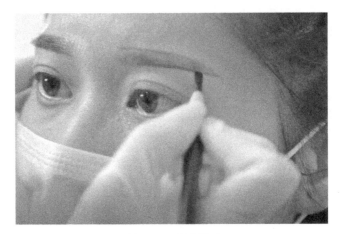

图9-1 设计眉形

3. 修眉：用修眉刀刮去设计眉形之外的眉毛，用修眉剪剪短过长的眉毛（图9-2）。

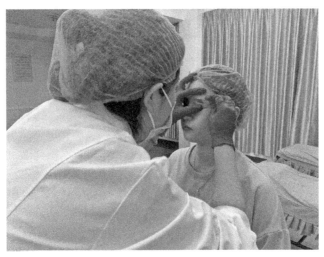

图9-2 修眉

4. 确定眉形：在顾客对设计满意后，用修眉刀修饰眉形边缘，使眉形清晰明确，或用无菌手术设计定位笔点画眉形以固定（图9-3）。

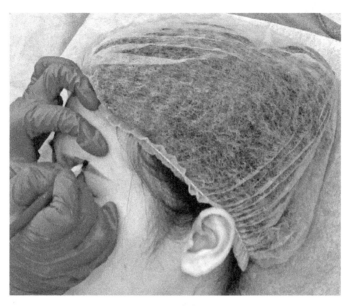

图 9-3 确定眉形

5. 敷麻药：确定眉形之后，嘱顾客平躺于美容床，保持舒适体位。将利多卡因乳膏轻敷于要操作区域，敷药厚度需 3 mm 左右。敷药过薄，无法充分麻醉皮肤；敷药过厚，易刺激皮肤。必要时，可以用保鲜膜覆盖以加强麻醉效果。敷麻药时间为 15～20 min（图 9-4）。

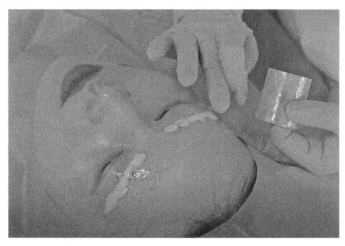

图 9-4 敷麻药

6. 术前准备：在为顾客敷麻药期间，进行术前准备工作。
(1) 用具准备：将一次性无菌治疗巾垫于操作台上，检查操作用品是否准备齐全,将文饰手工笔、电动文饰仪、色料戒指杯等需要消毒的用具用75%乙醇消毒,然后放于操作台上(图9-5)。

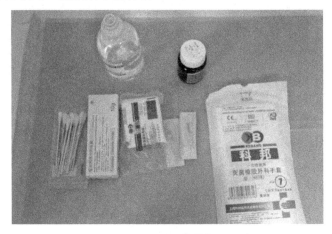

图9-5 用具准备

(2)色料准备:按术前设计方案,调配好雾妆眉专用色料,放置于色料戒指杯中备用。

(3)术者准备:美容文饰师穿一次性隔离衣,戴无菌手套,将无菌文饰针片安装于手工笔上,或将半永久全抛一体机针安装于电动文饰仪上。

7. 除去麻药:敷麻药20 min后,用无菌棉签轻轻擦去麻药,过程中若原先设计好的眉形固定被擦除,可用无菌手术设计定位笔修补,以保证眉形清晰(图9-6)。

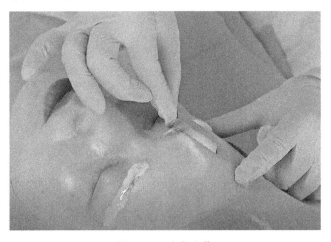

图9-6 除去麻药

8. 文饰操作：美容文饰师坐于美容凳上，调整与顾客的相对位置及角度，以便于操作，将文饰戒指杯戴于左手食指或中指。

若是手工笔点雾操作，则按照眉部手工点雾技术在练习皮上的操作技法进行点刺，术中注意观察皮损情况，以皮肤无出血、微量渗液为宜（图9-7）。

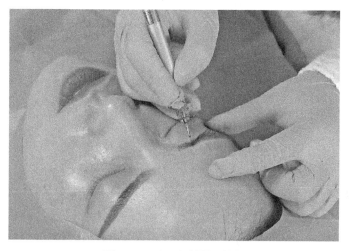

图9-7 手工点刺雾眉操作

若是电动文饰仪点雾或扫雾操作，则电动文饰仪配合圆3针或圆单针进行垂直点刺或拉丝扫雾的手法进行，注意文饰针与皮肤保持垂直，术中注意观察皮损情况，以皮肤无出血、微量渗液为宜（图9-8）。

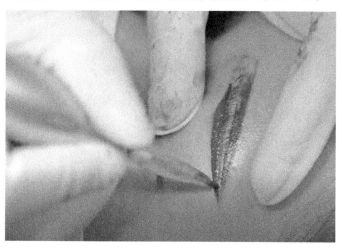

图9-8 电动文饰仪拉丝雾眉操作

操作 2~3 遍之后,用无菌纱布及生理盐水擦去浮色,观察留色情况,留色不佳的区域可以进行补充操作。

9. 敷色:确定达到预期留色效果后,左手食指、中指绷开眉部皮肤,用无菌棉签蘸取色乳,敷于操作部位,敷色时间约 2 min,也可配合使用眉部固色剂,以促进留色(图 9-9)。

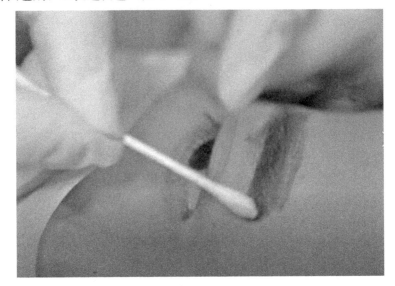

图 9-9　敷色

10. 擦去浮色:用无菌纱布及生理盐水擦去浮色。

11. 术后清洁护理:用生理盐水消毒棉片将面部残留色乳擦拭干净,将眉部文饰术后修复膏薄敷一层以助愈合。

四、技术要点

1. 务必使用雾妆眉专用色乳。

2. 进针深度 1 mm 左右,术中注意观察皮损情况,以皮肤无出血、微量渗液为宜。

3. 出现不易留色现象,可反复多次操作,但不宜操作过多,以防皮损加重,且后期留色不佳。

4. 要以眉毛的层次感和立体感美学为依据,以色乳布点不同的密度来体现美学特点。

五、术后护理注意事项

术后护理是关系到美容文饰术最终效果的重要环节，术后一定要将术后护理要点告知顾客，指导顾客做好术后护理工作。

1. 眉部文饰术后 3 日内创面保持清洁干净，不得沾水，不宜接触灰尘、蒸汽等。

2. 一周左右，因有结痂和浮色会显得眉毛很浓，可告知顾客不必担心，结痂掉完后眉毛将会变得很自然，同时需要注意的是结痂不可以用手剥落，以免影响上色。

3. 术后修复膏一天要擦 2 次，早晚薄涂一层即可，涂得过厚会影响愈合。

4. 结痂掉完之后，会有部分掉色或变淡，可在一个月后再行补色。

5. 饮食上忌食辛辣刺激性食物，如忌海鲜、烟酒等。

6. 术后若出现眉部皮肤红肿、重度瘙痒、水泡、化脓等情况，立即联系文饰师进行处理。

第十章
线条眉文饰服务流程、方法及术后护理

一、服务用品准备

眉笔、修眉刀、修眉剪、无菌手术设计定位笔、文饰专用保鲜膜、一次性无菌帽、无菌棉签、无菌纱布、无菌手套、一次性隔离衣、生理盐水、75%乙醇、0.1%新洁尔灭消毒液、利多卡因乳膏、线条眉文饰专用色膏或色乳、色料戒指杯、文饰用品架、文饰手工笔、电动文饰仪、文饰排针针片、电动文饰仪全抛式一体针（半壁，"U"形）、中途液体麻药、眉部固线剂、眉部文饰术后修复膏。所有操作流程中都应一人一针。

二、线条文饰技术操作的适应证与禁忌证

（一）适应证

1. 不理想的眉形，如"八"字眉、眉形残缺、眉形过宽或过于平直。
2. 由于疾病或其他原因引起的眉毛脱落。
3. 眉毛稀疏、色浅。
4. 外伤或手术引起的眉毛缺损、眉中瘢痕。
5. 因职业需要而无时间画眉者。
6. 两侧眉形不对称、眉形不理想或对原眉形不满意者。

（二）禁忌证

1. 面部或眉区有感染者。
2. 眉区有病变者，如血管瘤、皮脂腺囊肿、脂溢性皮炎等。

3. 瘢痕体质者。

4. 精神神经障碍者，对文眉术后效果要求脱离实际或期望过高者。

5. 对色料过敏者。

6. 有血液病，如血友病、血小板减少症的人群。

7. 为避免交叉感染，对患有乙型肝炎等传染病者不应进行操作。

8. 先天性或后天性上睑下垂者，患侧眉毛位置往往高于健侧，在眉形设计时极易造成误差，常常导致文饰术后效果不满意，故为眉部文饰术禁忌。

三、服务流程及方法

（一）术前设计

1. 沟通：美容文饰师与顾客亲切沟通，了解顾客身体状况及病史，判断顾客是否符合眉部文饰技术操作适应证，是否有眉部文饰技术操作禁忌证，以确定该顾客是否适合进行眉部文饰技术操作。在适合进行操作的前提下，进一步了解顾客的性格气质、审美喜好及期望效果。告知顾客操作的基本流程、注意事项及可能出现的问题。

2. 选择色料：为顾客介绍色料的种类、色号及其术后效果，根据顾客的肤色、发色、年龄、经济承受能力等因素推荐适合的色料，在充分沟通的基础上，确定色料。

3. 签署同意书：顾客同意操作后，请其签署医学美容文饰技术告知同意书。

（二）建立顾客档案

将客户的基本信息、既往情况、色料选定情况等进行记录，建立顾客档案。

（三）文饰操作

1. 清洁及消毒：帮顾客戴一次性无菌帽，用75%乙醇或0.1%新洁尔灭溶液对顾客的眉毛及周围皮肤进行清洁消毒。如有化妆要先行卸妆。

2. 设计眉形：顾客端坐于化妆镜前，美容文饰师站立于顾客的左前方或右前方，根据顾客的肤色、发色、年龄等选择适合的眉笔，根据顾客的脸形、气质、年龄等为顾客勾勒眉形，嘱顾客仔细观察，依据自己的审美喜好提出意见及建议，美容文饰师根据顾客的意见及建议进行适当调整，直到顾客满意为止。

3. 修眉：用修眉刀刮去设计眉形之外的眉毛，用修眉剪剪短过长的眉毛。

4. 确定眉形：在顾客对设计满意后，用修眉刀修饰眉形边缘，使眉形清晰明确，或用无菌手术设计定位笔点画眉形以固定。

5. 敷麻药：确定眉形之后，嘱顾客平躺于美容床，保持舒适体位。将利多卡因乳膏轻敷于要操作区域，敷药厚度需 3 mm 左右。敷药过薄，无法充分麻醉皮肤；敷药过厚，易刺激皮肤。必要时，可以用保鲜膜覆盖以加强麻醉效果。敷麻药时间为 15～20 min。

6. 术前准备：在为顾客敷麻药期间，进行术前准备工作。

（1）用具准备：将一次性无菌治疗巾垫于操作台上，检查操作用品是否准备齐全，将文饰手工笔、电动文饰仪、色料戒指杯等需要消毒的用具用 75% 乙醇消毒，然后放于操作台上。

（2）色料准备：按术前设计方案，调配好线条眉专用色料，放置于色料戒指杯中备用。

（3）术者准备：美容文饰师穿一次性隔离衣，戴无菌手套，将无菌文饰针片安装于手工笔上，或将半永久全抛一体机针安装于电动文饰仪上。

7. 除去麻药：敷麻药 20 min 后，用无菌棉签轻轻擦去麻药，过程中若原先设计好的眉形固定有被擦除，可用无菌手术设计定位笔点修补，以保证眉形清晰。

8. 文饰操作：美容文饰师坐于美容凳，调整与顾客的相对位置及角度，以便于操作，将文饰戒指杯戴于左手食指或中指。

若是手工文饰笔操作，则按照眉部线条手工文饰笔文饰操作技法进行点刺，术中注意观察皮损情况，以皮肤无出血、微量渗液为宜（图 10-1）。

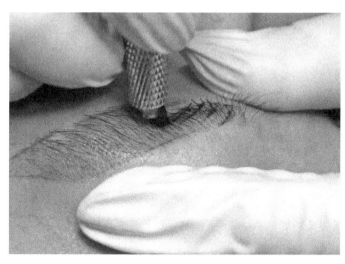

图 10-1 手工文饰笔线条文饰

若采用电动文饰仪操作,则按照眉部线条电动文饰仪文饰操作技法进行点刺,术中注意观察皮损情况,以皮肤无出血、微量渗液为宜(图 10-2)。

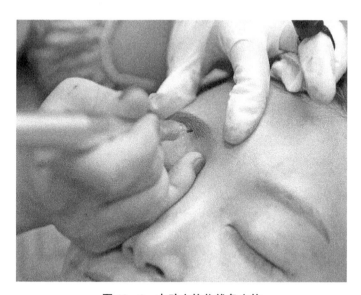

图 10-2 电动文饰仪线条文饰

操作完成后,用无菌纱布及生理盐水擦去浮色,观察留色情况,留色不佳的区域可以补充操作。

9. 敷色:确定达到预期留色效果后,左手食指、中指绷开眉部皮肤,用无菌棉签蘸取色料,敷于操作部位,敷色时间约 2 min,也可配合使用眉部固线剂,以促进留色,防止晕色(图 10-3)。

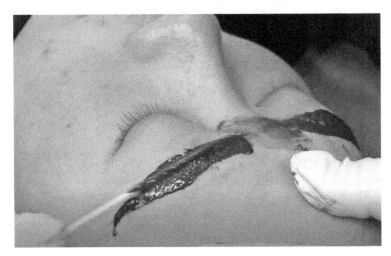

图 10-3　敷色

10. 擦去浮色：用无菌纱布及生理盐水擦去浮色。

11. 术后清洁护理：用生理盐水消毒棉片将面部残留色乳擦拭干净,将眉部文饰术后修复膏薄敷一层以助愈合。

四、技术要点

1. 务必使用线条眉专用色料。

2. 进针深度 1 mm 左右,术中注意观察皮损情况,以皮肤无出血、微量渗液为宜。

3. 操作过程中,擦拭浮色用的生理盐水不可太多,以防过度稀释色料而不易留色。

4. 眉头线条宜浅淡、稀疏,甚至不用文饰线条,保持原生眉自然美感为佳。

5. 在眉部眉毛生长较多的皮肤处可以减少线条文饰的数量,甚至不文饰,以确保整体效果自然。

五、术后护理注意事项

术后护理是关系到美容文饰术最终效果的重要环节,术后一定要将术后护理要点告知顾客,指导顾客做好术后护理工作。

1. 眉部文饰术后 3 日内创面保持清洁干净,不得沾水,不宜接触灰尘、蒸汽等。

2. 术后一周左右,因有结痂和浮色会显得眉毛很浓,可告知顾客不必担心,当结痂掉完眉毛将会变得很自然,同时需要注意的是结痂不可以用手剥落,以免影响上色。

3. 术后修复膏一天要涂 2 次,早晚薄涂一层即可,涂得过厚会影响愈合。

4. 结痂掉完之后,会有部分掉色或变淡,一个月后可再行补色。

5. 施术后一周内忌食辛辣刺激食物,忌海鲜、烟酒等。

6. 术后若出现眉部皮肤红肿、重度瘙痒、水泡、化脓等情况,立即联系文饰师进行处理。

第十一章
美瞳线文饰服务流程、方法及术后护理

一、服务用品准备

文饰专用保鲜膜、一次性无菌帽、无菌棉签、无菌纱布、无菌手套、一次性隔离衣、生理盐水、75%乙醇、碘附、利多卡因乳膏、美瞳线文饰专用色乳、色料戒指杯、文饰用品架、电动文饰仪、电动文饰仪全抛式一体针（单针或圆3针）、美瞳线文饰术后修复膏。所有操作流程中都应一人一针。

二、美瞳线文饰技术操作的适应证与禁忌证

（一）适应证

1. 睫毛稀疏、色淡者。
2. 眼睛无神者。
3. 眼部形态不理想，如眼睛偏小、睑裂过窄者。
4. 需要化妆，易出汗、流泪者。

（二）禁忌证

1. 精神异常人群。
2. 过于追求完美、不切实际的人群。
3. 瘢痕体质者。
4. 患有糖尿病、高血压、心脏病等重大疾病的人群。
5. 处于月经期、哺乳期、妊娠期的人群。
6. 有血液病，如血友病、血小板减少症的人群。
7. 为避免交叉感染，患有乙型肝炎等传染病者不应进行美瞳线文饰。

8. 单眼皮、上睑下垂者，由于下垂的眼皮常遮挡睑缘，致使上睑睫毛根不能外露，文饰后效果不明显，不宜操作。

三、服务流程及方法

（一）术前设计

1. 沟通：术前的沟通是非常重要的环节，对顾客情况进行有效登记，了解顾客的身体健康状况，判断顾客是否符合美瞳线操作适应证，是否有禁忌证。进一步了解顾客的审美喜好及期望效果。告知顾客操作流程、注意事项及可能出现的问题。

2. 选择色料：为顾客介绍色料的种类、色号及其术后效果，根据顾客的肤色、经济承受能力等因素推荐适合的色料，在充分沟通的基础上，确定色料。

3. 签署同意书：顾客同意操作后，请其签署医学美容文饰技术告知同意书。

（二）建立顾客档案

将客户的基本信息、既往情况、色料选定情况等进行记录，建立顾客档案。

（三）文饰操作

1. 清洁及消毒：帮顾客戴一次性无菌帽，用生理盐水、碘附、无菌棉签对顾客的睫毛根部进行清洁及消毒。如有化妆要先行卸妆。

2. 敷麻药：嘱顾客平躺于美容床，保持舒适体位。顾客轻闭眼睛，上眼睑皮肤松弛者用美目贴胶带将顾客上眼睑拉起并固定，使上眼睑睫毛根部充分向外暴露。将利多卡因乳膏轻敷于上眼睑睫毛根部，敷药厚度需 2 mm 左右，敷药过薄，无法充分麻醉；敷药过厚，易引起刺激反应。麻药对眼角膜有较强的刺激作用，可将化妆棉片垫于上眼睑睫毛根部下方以防麻药入眼。敷麻药时间为 10～15 min。期间，询问顾客眼部有无不适感，若顾客眼部有刺痛、灼热反应，即为麻药入眼，应立刻用生理盐水冲洗眼睛即可（图 11-1）。

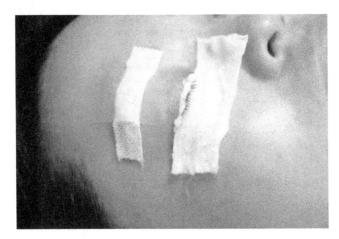

图 11-1 敷麻药

3. 术前准备：在为顾客敷麻药期间，进行术前准备工作。

（1）用具准备：检查操作用品是否准备齐全。

（2）色料准备：按术前设计方案，准备好色料放置于色料戒指杯中备用。

（3）术者准备：美容文饰师穿一次性隔离衣，戴无菌手套和帽，将半永久全抛一体机针安装于电动文饰仪上。

4. 除去麻药：敷麻药 10 min 后，用无菌棉签轻轻擦去麻药，注意防止麻药入眼，擦拭干净后，可用生理盐水冲洗眼睑内侧，确保麻药去除干净（图 11-2）。

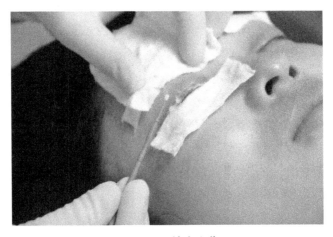

图 11-2 擦去麻药

5. 文饰操作：美容文饰师坐于美容凳，调整与顾客的相对位置及角度，以便于操作，将文饰戒指杯戴于左手食指或中指。

打开电动文饰仪开关，调节至合适转速，左手食指和中指固定顾客上眼睑，并轻轻左右绷开，以防止眼睑抖动。右手持电动文饰仪，开机后吸取色乳，针尖垂直睫毛根部入针，深度在 1 mm 左右，按照美瞳线文饰技术操作技法进行文饰，术中注意观察皮损情况，以皮肤无出血、微量渗液为宜（图 11-3）。

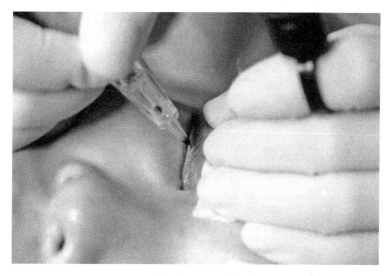

图 11-3　美瞳线文饰

操作 2~3 遍之后，用无菌纱布及生理盐水擦去浮色，观察留色情况，留色不佳的区域可以补充操作。

6. 清洁眼睑及眼球：操作过程中不可避免会有色乳进入眼睑内侧，美瞳线专用色乳对眼睑及眼球是无刺激的，操作完成后可用生理盐水滴眼数次，冲洗眼内残留色乳即可。

7. 完成另外一侧美瞳线文饰：完成一侧眼睑美瞳线文饰后，同法完成另一侧美瞳线文饰操作。

8. 术后清洁护理：用生理盐水无菌纱布轻轻擦去残余色料，将美瞳线术后修复膏薄敷一层以助愈合。

四、技术要点

1. 务必使用美瞳线专用色乳。
2. 睫毛根部的眼睑皮肤表皮层非常薄，操作过程中手法要轻、稳、慢，以防皮损加重，出现不良反应。
3. 进针深度 1 mm 左右，术中注意观察皮损情况，以皮肤无出血、微量渗液为宜。
4. 出现不易留色现象时，可反复多次操作，但不宜操作过多，以防皮损加重，且后期留色不佳，一般美瞳线文饰操作不超过 3 次。
5. 敷外用麻醉药过程要格外小心，切忌麻醉药入眼，如顾客有眼部灼热、刺痛感的情况，立即用生理盐水冲洗眼睛。

五、术后护理注意事项

术后护理是关系到美容文饰术最终效果的重要环节，术后一定要将术后护理要点告知顾客，指导顾客做好术后护理工作。

1. 注意避免施术部位沾水：术后 3~4 天内洗脸时避开操作部位，创面尽量不要碰水，防止污染创口以及稀释在表皮层中的色料。
2. 待结痂自然脱落：美瞳线文饰术后，渗出和浮色会呈现很深痂皮，结痂后应待其自行脱落，不能人为撕拉，以影响留色。
3. 一个月后进行补色：结痂会在 2~3 周全部褪去。根据个人体质，可能有些地方会出现脱色或颜色变淡，一个月后需进行补色。
4. 不在眼睑部做其他手术：美瞳线术后的 3~4 周，是眼睑皮肤的恢复时期，如在此期间在同一部位做双眼皮手术、睫毛种植术等会引起肿胀加剧，恢复期长，待恢复完成后才可进行其他手术。
5. 在施术后一周内忌食辛辣刺激性食物，忌海鲜、烟酒等。
6. 术后若出现眼睑红肿、结膜或角膜干涩、灼热、痛痒的情况，应立即联系文饰技师进行处理。

第十二章
唇部文饰服务流程、方法及术后护理

一、服务用品准备

唇线笔、文饰专用保鲜膜、一次性无菌帽、无菌棉签、无菌纱布、无菌手套、一次性隔离衣、生理盐水、75%乙醇、0.1%新洁尔灭消毒液、唇部文饰麻醉敷贴、唇部文饰专用色乳、色料戒指杯、文饰用品架、电动文饰仪、电动文饰仪全抛式一体针（圆5针）、唇部文饰术后修复膏。

二、唇部文饰技术操作的适应证与禁忌证

（一）适应证

1. 先天性的唇形不理想、唇峰不明显，导致唇部形态不好看。
2. 唇红线不清楚，或因为外伤出现断裂或缺损的现象。
3. 唇缘存在严重缺损、不齐、唇薄或是长短不成比例等问题。
4. 因为个人体质原因导致唇色发白、暗淡、缺乏光泽的情况。
5. 单纯地为了美容而文唇，确保增加唇部的美观和立体之美。

（二）禁忌证

1. 精神异常人群。
2. 过于追求完美、不切实际的人群。
3. 瘢痕体质者。
4. 患有糖尿病、高血压、心脏病等重大疾病的人群。
5. 处于月经期、哺乳期、妊娠期的人群。
6. 有血液病，如血友病、血小板减少症的人群。

7. 为避免交叉感染，患有乙型肝炎等传染病者不应进行唇部文饰操作。

8. 先天性唇部肥厚、口唇大，且缺陷非常明显者，在半永久文饰后，缺陷会更加突出明显，不宜进行文饰。

三、服务流程及方法

(一) 术前设计

1. 沟通：术前的沟通是非常重要的环节，对顾客情况进行有效的登记，了解顾客的身体健康状况，判断顾客是否符合唇部文饰操作适应证，是否有禁忌证。进一步了解顾客的审美喜好及期望效果。告知顾客操作流程、注意事项及可能出现的问题。

2. 选择色料：为顾客介绍色料的种类、色号及其术后效果，根据顾客的肤色、年龄、经济承受能力等因素推荐适合的色料，在充分沟通的基础上，确定色料。

3. 设计唇形：顾客端坐于化妆镜前，美容文饰师站立于顾客的左前方或右前方，根据顾客的肤色、唇色、年龄等选择适合的唇线笔，根据顾客的脸形、气质、年龄等为顾客勾勒唇形，并用唇膏添加唇色，嘱顾客仔细观察，依据自己的审美喜好提出意见及建议。美容文饰师根据顾客的意见及建议进行适当调整，直到顾客满意为止（图 12-1）。

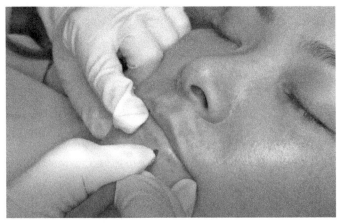

图 12-1　设计唇形

4. 签署同意书：顾客同意操作后，请其签署美容文饰技术告知同意书。

(二) 建立顾客档案

将客户的基本信息、既往情况、色料选定情况等进行记录，建立顾客档案。

(三) 文饰操作

1. 清洁及消毒：帮顾客戴一次性无菌帽，用卸妆产品卸去唇部唇膏及唇线。用唇部去角质产品祛除多余角质，以利于操作。用生理盐水、0.1%新洁尔灭消毒液、无菌棉签对顾客的唇部黏膜周围皮肤进行清洁及消毒。

2. 敷麻药：将消毒棉片衬垫在顾客的唇齿之间，以防麻药入口刺激口腔内部及咽喉部位而引起不适。唇部文饰麻醉敷贴贴于唇部及周围皮肤，用保鲜膜覆盖，以利于药物吸收，敷麻醉贴时间为 20～25 min（图 12-2）。

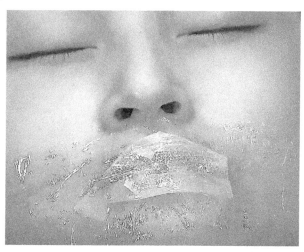

图 12-2 敷麻药

3. 术前准备：在为顾客敷麻醉贴期间，进行术前准备工作。
(1) 用具准备：检查操作用品是否准备齐全。
(2) 色料准备：按术前设计方案，准备好色料放置于色料戒指杯中备用。

(3) 术者准备：美容文饰师穿一次性隔离衣，戴无菌手套和帽，将半永久全抛一体机针安装于电动文饰仪上。

4. 除去外用麻醉药：敷麻醉敷贴 20～25 min 后，除去保鲜膜及麻醉敷贴，用无菌棉签将残留药物轻轻擦拭干净。

5. 文饰操作：美容文饰技师坐于美容凳，调整与顾客的相对位置及角度，以便于操作，将文饰戒指杯戴于左手食指或中指。

打开电动文饰仪开关，调节至合适转速，左手拇指和食指固定顾客两颊部皮肤，固定唇部以利于操作。右手持文饰仪，针尖蘸少许色料，垂直入针，入针深度保持 0.2～0.5 mm，按照唇部文饰技术操作技法进行文饰，术中注意观察皮损情况，以皮肤无出血、微量渗液为宜，先点刺唇线（图12-3），再文饰唇面（图12-4）。

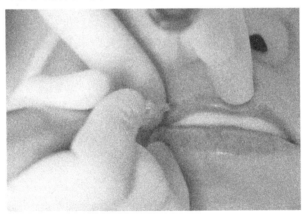

图 12-3　点刺唇线

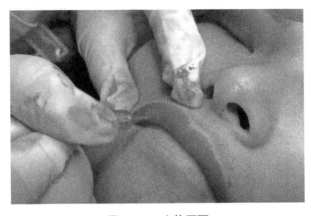

图 12-4　文饰唇面

操作2~3遍之后，用无菌纱布及生理盐水擦去浮色，观察留色情况，着色不均匀时再进行补色，使整个唇面色泽均匀。

6. 术后清洁：用无菌纱布及生理盐水将唇部及周围残留色料擦拭干净。取出衬垫的无菌纱布，嘱顾客用漱口水漱口，清洁口腔内可能残留的色料。

7. 术后护理：将唇部文饰术后修复膏薄敷一层以助愈合。

四、技术要点

1. 唇线操作不可留色过实，以免出现唇形突兀的不良效果。

2. 操作过程中，若顾客感觉疼痛，可用无菌棉签敷术中液体麻药缓解疼痛。

3. 口唇黏膜薄，黏膜下血管丰富，入针深度保持0.2~0.5 mm，术中注意观察皮损情况，以无出血、微量渗液为宜。

4. 出现不易留色现象，可反复多次操作，但不宜操作过多，以防皮损加重。

五、术后护理注意事项

术后护理是关系到美容文饰术最终效果的重要环节，术后一定要将术后护理要点告知顾客，指导顾客做好术后护理工作。

1. 注意避免施术部位沾水：术后3~4天内洗脸时避开操作部位，创面尽量不要碰水，防止污染创口。

2. 术后4~5天内应注意口腔部位卫生：饭前饭后应用漱口水漱口，可用无菌棉签蘸取生理盐水清洁唇部，术后可服用抗生素5~7天预防感染。

3. 术后口唇结痂不可撕拉，待其自然脱落。

4. 在施术后一周内忌食辛辣刺激性食物，忌海鲜、烟酒。

5. 术后若出现口唇疱疹及口唇部肿胀、痛痒、化脓等现象，立即联系文饰师进行处理。

附录

××美容中心美容文饰技术顾客告知同意书

亲爱的顾客朋友：

美容文饰技术是女性完善美、升华美的一种方式，为了实现最佳的美容文饰技术效果以及更好地服务于顾客朋友，请您在选择美容文饰技术前认真阅读以下内容及注意事项并确认您已知悉。

一、选择美容文饰技术顾客需年满18周岁，且具有独立的民事和刑事能力。

二、顾客确认自己并无皮肤病或传染性疾病（如肝炎、艾滋病及性疾病）。若有此类疾病但并未及时告知服务方的，由此产生的后果由顾客方自行承担。

三、顾客确认自己并无破伤风、心脑血管疾病、高血压、糖尿病、低血压或者身体过于虚弱、感冒等影响操作的疾病。若有此类疾病，但并未告知服务方的，由此产生的后果由顾客方自行承担。

四、本中心不接受严重不符合人体美学的文饰要求。

五、美容文饰术后务必遵守以下术后注意事项进行术区护理，因顾客方在美容文饰技术后护理不周，造成文饰褪色等不良文饰效果，顾客方自负责任。

（1）术后一周内不要将化妆品或护肤品涂到术区创面处，以免引起颜色偏色；

（2）术后一周内忌食海鲜、羊肉等易引发过敏反应的食物；

（3）术后一周内禁止饮酒、游泳、汗蒸等；

（4）术区皮肤结痂务必使其自然脱落。

六、美容文饰过程中所使用的文饰针具、色料杯以及手套等，均为一次性物品，请放心使用。

七、美容文饰术后出现不良反应，请及时联系文饰技师进行处理。

八、因个人体质问题出现不良反应，如瘢痕组织区域不上色、褪色等情况，由顾客方自负责任。

九、由于个人体质和皮肤肤质上的差异，美容文饰术后均有上色深浅不同的情况，上色较浅者，自操作之日起半年内，可享受免费补色一次。

十、在签订协议并付款后，因顾客无法承受疼痛或因个人原因而中途放弃，不予退款。

十一、本告知书最终解释权归服务方所有。

顾客本人明白并同意上述所有内容，请签字确认。

顾客签字：

美容文饰技师签字：

操作日期：　　　　年　　　月　　　日

眉部文饰服务顾客档案

顾客信息	姓名		性别		出生年月	
	家庭住址					
	联系方式					
文饰技师信息	姓名					
	工号					
	技术等级					
顾客基本情况确认	顾客是否有下列情况，请在确认的情况后面打"√"。					
	1. 有严重的高血压、心脏病、糖尿病、肾病、神经系统疾病等。（　） 2. 有乙型肝炎、艾滋病等传染病。（　） 3. 有利多卡因、普鲁卡因、丁卡因等麻醉药物过敏史。（　） 4. 是瘢痕体质。（　） 5. 有精神疾病史。（　）					
	顾客基本情况评价	1. 基本情况良好，适合进行眉部文饰技术操作。（　） 2. 基本情况不佳，不适合进行眉部文饰技术操作。（　）				
顾客眉部情况确认	顾客是否有下列情况，请在确认的情况后面打"√"。					
	1. 眉部及周围皮肤有感染性病灶或过敏现象。（　） 2. 眉部有瘢痕。（　） 3. 上眼睑严重下垂。（　） 4. 原生眉毛有明显不对称。（　） 5. 眉部皮肤皮脂腺旺盛，不利于留色。（　） 6. 眉部有老式文眉底色。（　）					
	顾客眉部情况评价	1. 眉部情况良好，适合进行眉部文饰技术操作，且预计术后效果佳。（　） 2. 眉部情况中等，适合进行眉部文饰技术操作，但预计术后会有部分区域不留色、双侧眉形不能完全对称、老式文眉底色不能完全遮盖等瑕疵。（　） 3. 眉部情况不佳，不适合进行眉部文饰技术操作。（　）				

续表

术前设计情况	顾客对设计满意度确认			
^^^	满意（　　）		不满意（　　）	
^^^			顾客签字：	
色料选择情况	色料品牌			
^^^	色料色号			
^^^	色料配伍方案			
文饰术式选择	确认选择的眉部文饰术式，并在术式名称后打"√"。如果采用的是其他术式，请在其他术式一栏中注明。			
^^^	常规术式	1. 半永久线条仿真眉　　　　　　　　　　　（　　）		
^^^	^^^	2. 半永久雾妆眉　　　　　　　　　　　　　（　　）		
^^^	其他术式			
文饰技术服务时间	年　　　月　　　日	上午：　时　分		
^^^	^^^	下午：　时　分		
服务收费	小写	￥：	大写	万　仟　佰　拾　元整
顾客确认签字				
文饰技师确认签字				

美瞳线文饰服务顾客档案

顾客信息	姓名		性别		出生年月	
	家庭住址					
	联系方式					

文饰技师信息	姓名	
	工号	
	技术等级	

顾客基本情况确认	顾客是否有下列情况,请在确认的情况后面打"√"。	
	1. 有严重的高血压、心脏病、糖尿病、肾病、神经系统疾病等。	( )
	2. 有乙型肝炎、艾滋病等传染病。	( )
	3. 有利多卡因、普鲁卡因、丁卡因等麻醉药物过敏史。	( )
	4. 是瘢痕体质。	( )
	5. 有精神疾病史。	( )
顾客基本情况评价	1. 基本情况良好,适合进行美瞳线文饰技术操作。	( )
	2. 基本情况不佳,不适合进行美瞳线文饰技术操作。	( )

顾客眼部情况确认	顾客是否有下列情况,请在确认的情况后面打"√"。	
	1. 患有结膜炎、青光眼等眼病。	( )
	2. 眼睑有麦粒肿等感染性病灶。	( )
	3. 眼睑缘有瘢痕。	( )
	4. 上眼睑明显松弛下垂,遮挡上眼睑睫毛根部。	( )
	5. 单眼皮,上眼睑睫毛根部不能完全暴露。	( )
	6. 眼球明显外凸。	( )
	7. 睫毛稀疏,色泽淡。	( )
	8. 有老式文眼线底色。	( )
顾客眼部情况评价	1. 眼部情况良好,适合进行美瞳线文饰技术操作,且预计术后效果佳。	( )
	2. 眼部情况中等,适合进行美瞳线文饰技术操作,但预计术后会有部分视觉效果不显著、老式文眼线底色不能完全遮盖等瑕疵。	( )
	3. 眼部情况不佳,不适合进行眼部文饰技术操作。	( )

续表

术前设计情况	顾客对设计满意度确认		
	满意（　） 不满意（　） 顾客签字：		
色料选择情况	色料品牌		
	色料色号		
	色料配伍方案		
文饰术式选择	确认选择的眉部文饰术式，并在术式名称后打"√"。如果采用的是其他术式，请在其他术式一栏中注明		
	常规术式	1. 半永久美瞳线无尾翘　　　　　　　　　　（　） 2. 半永久美瞳线有尾翘　　　　　　　　　　（　）	
	其他术式		
文饰技术服务时间	年　　　月　　　日　上午：　时　分 　　　　　　　　　　　　下午：　时　分		
服务收费	小写	¥：	大写　　万　仟　佰　拾　元整
顾客确认签字			
文饰技师确认签字			

唇部文饰服务顾客档案

顾客信息	姓名		性别		出生年月	
	家庭住址					
	联系方式					
文饰技师信息	姓名					
	工号					
	技术等级					
顾客基本情况确认	顾客是否有下列情况，请在确认的情况后面打"√"。					
	1. 有严重的高血压、心脏病、糖尿病、肾病、神经系统疾病等。（　　） 2. 有乙型肝炎、艾滋病等传染病。（　　） 3. 有利多卡因、普鲁卡因、丁卡因等麻醉药物过敏史。（　　） 4. 是瘢痕体质。（　　） 5. 有精神疾病史。（　　）					
	顾客基本情况评价	1. 基本情况良好，适合进行唇部文饰技术操作。（　　） 2. 基本情况不佳，不适合进行唇部文饰技术操作。（　　）				
顾客唇部情况确认	顾客是否有下列情况，请在确认的情况后面打"√"。					
	1. 唇部皮肤及黏膜有感染性病灶。（　　） 2. 唇部皮肤及黏膜有瘢痕。（　　） 3. 患有慢性唇炎。（　　） 4. 原有唇线不明显。（　　） 5. 原有唇色发暗。（　　） 6. 原有唇形偏大或偏小。（　　） 7. 有老式文唇线底色。（　　）					
	顾客唇部情况评价	1. 唇部情况良好，适合进行唇部文饰技术操作，且预计术后效果佳。（　　） 2. 唇部情况中等，适合进行唇部文饰技术操作，但预计术后会有唇形调整不显著、老式文唇线底色不能完全遮盖等瑕疵。（　　） 3. 唇部情况不佳，不适合进行唇部文饰技术操作。（　　）				

续表

术前设计情况	顾客对设计满意度确认			
	满意（　　）　　　　不满意（　　）			
	顾客签字：			
色料选择情况	肤色情况	色度	浅色（　）　偏黄（　）　中等（　）	
			偏深（　）　深色（　）	
	唇色情况	色系	暖色调（　）　　　　冷色调（　）	
		是否需要转色	是（　　）　　　　　否（　　）	
	色料品牌			
	色料色号			
	色料配伍方案			
文饰术式选择	确认选择的唇部文饰术式，并在术式名称后打"√"。如采用的是其他术式，请在其他术式一栏中注明			
	常规术式	1. 半永久水晶唇　　　　　　　　　　　　（　　）		
		2. 半永久咬唇　　　　　　　　　　　　　（　　）		
	其他术式			
文饰技术服务时间	年　　　　月　　　　日　　上午：　　时　　分			
	下午：　　时　　分			
服务收费	小写	¥：	大写	万　仟　佰　拾　元整
顾客确认签字				
文饰技师确认签字				

参考文献

[1] 彭庆星. 美容文饰术的医学归属不可动摇 [J]. 中国美容医学, 2016, 25 (8): 95-96.

[2] 辛映继. 医学文饰基础教程 [M]. 西安: 陕西科学技术出版社, 2017.

[3] 齐如鑫, 谭开慧, 韩秀萍. 文饰美容 [M]. 北京: 化学工业出版社, 2020.

[4] 金明姬, 张蓉. 最新文饰美容技术 [M]. 沈阳: 辽宁科学技术出版社, 2006.

[5] 胡玲, 陈敏. 美容医疗应用技术 [M]. 武汉: 华中科技大学出版社, 2017.

[6] 肖明, 袁继龙, 郑立丽. 半永久文饰技术在文眉中的应用 [J]. 中国美容医学, 2020, 29 (11): 45-47.

[7] 陈锋. 文饰应兼具美感与艺术风格的体现 [J]. 医学美学美容, 2017 (5): 68-71.

[8] 水溪地. 如何应对文饰并发症 [J]. 医学美学美容, 2018 (Z4): 27-29.

[9] 洛云悠, 邱子津. 唇部文饰的常见并发症及解决办法 [J]. 医学美学美容, 2017 (Z1): 40-42.